100种珍本古医籍校注集成

岭 南 卫 生 方

宋·李 璆 张致远 原辑

元·释继洪 纂修

张效霞 校注

中医古籍出版社

图书在版编目（CIP）数据

岭南卫生方/（宋）李璆，（宋）张致远原辑；（元）释继洪纂修；张效霞校注. –北京：中医古籍出版社，2012.6
（100种珍本古医籍校注集成）
ISBN 978 – 7 – 80174 – 950 – 5

Ⅰ.①岭… Ⅱ.①李…②张…③释…④张… Ⅲ.①方书 –中国 –宋代 Ⅳ.①R289.344

中国版本图书馆 CIP 数据核字（2011）第 009927 号

100 种珍本古医籍校注集成

岭南卫生方

宋·李璆 张致远 原辑 元·释继洪 纂修
张效霞 校注

责任编辑 郑 蓉
封面设计 陈 娟
出版发行 中医古籍出版社
社 址 北京东直门内南小街16号（100700）
印 刷 北京金信诺印刷有限公司
开 本 850mm×1168mm 1/32
印 张 5.125
字 数 88千字
版 次 2012年6月第1版 2012年6月第1次印刷
印 数 0001~3000册
书 号 ISBN 978 – 7 – 80174 – 950 – 5
定 价 12.00元

《100 种珍本古医籍校注集成》专家委员会

《100种珍本古医籍校注集成》编委会

序　一

　　中医药是中华民族的瑰宝，在我国各族人民长期的生产生活实践和与疾病作斗争中逐步形成并不断丰富发展，为中华民族的繁衍昌盛做出了重要贡献。作为中国特色医药卫生体系的重要组成部分，至今仍在维护人民健康中发挥着独特作用。中医药天地一体、天人合一、天地人和、和而不同的思想基础，整体观、系统论、辨证论治的指导原则，以人为本、大医精诚的核心价值，不仅贯穿于中医药对生命、健康和疾病的认知理论和防病治病、养生康复的临床实践，而且深刻地体现了中华民族的认知方式、价值取向和审美情趣，具有超前性和先进性。随着健康观念变化和医学模式转变，中医药越来越显示出其宝贵价值、独特优势和旺盛的生命力。

　　中医药古籍作为保存和传播中医药宝贵遗产的知识载体，记载了几千年来医药学家防病治病的临床经验、方药研究成果和医学理论体系，是不可再生的珍贵资源，是中医药学继承、发展、创新的源泉，具有重要的历史、文化和科学价值。但是由于种种原因，中医药古籍的保护、整理与利用状况令人担忧。这些珍贵的典籍有的流失海外，国内已不存；有的尘封闭锁，不为人所知所用；有的由于多年的自然侵蚀和保管条件缺乏而面临绝本的危险。抢救和保护好这些珍贵的历史文化遗产已刻不容缓。

1

国家十分重视中医药古籍的保护、整理和利用。《国务院关于扶持和促进中医药事业发展的若干意见》明确指出，要做好中医药继承工作，开展中医药古籍普查登记，建立综合信息数据库和珍贵古籍名录，加强整理、出版、研究和利用，为做好中医药古籍保护、整理和利用工作指明了方向。近年来，国家中医药管理局系统组织开展了中医药古籍文献整理研究。中国中医科学院在抢救珍贵的中医药孤本、善本古籍方面开展了大量工作，中医古籍出版社先后影印出版了大型系列古籍丛书、珍本医书、经典名著等，在中医古籍整理研究及出版方面积累了丰富的经验。此次，中医古籍出版社确立"100种珍本古医籍整理出版"项目，组织全国权威的中医药文献专家，成立专门的选编工作委员会，多方面充分论证，重点筛选出学术价值、文献价值、版本价值较高的100种亟待抢救的濒危版本进行校勘整理和出版，对于保护中医药古籍，传承祖先医学财富，更好地为中医药临床、科研、教学服务，弘扬中医药文化都具有十分重要的意义。衷心希望中国中医科学院、中医古籍出版社以整理研究高水平、出版质量高标准的要求把这套中医药古籍整理出版好，使之发挥应有的作用。也衷心希望有更多的专家学者能参与到中医药古籍的保护、整理和利用工作中来，共同为推进中医药继承与创新而努力。

中华人民共和国卫生部副部长
国家中医药管理局局长　王国强
中华中医药学会会长

2010 年 1 月 6 日

2

序　二

　　中医药学以临床疗效为基础，在累代实践、认识的观察链条中凝结着珍贵的生命科学知识。这些知识记载在中医药古籍文献中，如震惊世界科技界并获 1992 年中国十大科技成就奖之一的青蒿素就是受距今 1600 多年前晋代医家葛洪《肘后备急方》中记载启示研制成功的。因此可以说，中医药学的创新离不开古医籍文献。换句话说，中医药古籍文献是中医药学发展的源头活水。要想很好地发掘利用中医古文献，其前提就是对其进行整理研究。然而，大量古医籍未得到应有的整理和出版，中医古籍中蕴藏的丰富知识财富未得到充分的研究与利用，极大地影响了中医学的继承发展以及特色优势的保持与发挥。为使珍贵中医典籍保存下来，并以广流传，服务于中医临床、科研及教学，中医古籍的整理、研究及出版具有非常意义。

　　《国务院关于扶持和促进中医药事业发展的若干意见》指出，中医药（民族医药）是我国各族人民在几千年生产生活实践和与疾病作斗争中逐步形成并不断丰富发展的医学科学，为中华民族繁衍昌盛做出了重要贡献，对世界文明进步产生了积极影响。新中国成立特别是改革开放以来，党中央、国务院高度重视中医药工作，中医药事业取得了显著成就。但也要清醒地看到，当前中医药事业发展还面临不少问题，不能适应人民群众日益增长的健康需求。意见明确提出："做好中医药继承工作。开展中医药古籍普查登记，建立综合信息数据库和珍贵古籍名录，加强整理、出版、研究和利用。"

中医古籍出版社承担的"100种珍本古医籍整理出版项目"，是集信息收集、文献调查、鉴别研究、编辑出版等多方面工作为一体的系统工程，是中医药继承工作的具体实施。其主要内容是经全国权威的中医文献研究专家充分论证，重点筛选出学术价值、文献价值、版本价值较高的100种亟待抢救的濒危版本、珍稀版本中医古籍以及中医古籍中未经近现代整理排印的有价值的，或者有过流传但未经整理或现在已难以买到的本子，进行研究整理，编成中医古籍丛书或集成，进而出版，使古籍既得到保护、保存，又使其发挥作用。该项目可实现3项功能，即抢救濒危中医古籍，实现文献价值；挖掘中医古籍中的沉寂信息，盘活中医药文献资料，并使其展现时代风貌，实现学术价值；最充分地发挥中医药古代文献中所蕴含的能量，为中医临床、科研及教学服务，实现实用价值。

当前，中医药事业正处在战略发展机遇期，愿"100种珍本古医籍整理出版项目"顺利进行，为推动中医药事业持续健康发展、弘扬中华文化作出应有的贡献。

中国中医科学院首席研究员 曹洪欣

2011年3月6日

校注说明

《岭南卫生方》三卷，宋·李璆、张致远原辑，元·释继洪纂修。是现存最早专门论述治疗岭南瘴病的专著，是研究宋元以前岭南地区常见病的重要医学文献。

李璆（？~1151年），字西美，号清溪，北宋大梁（今河南开封）人。徽宗政和进士，调陈州教授，入为国子博士，出任房州知州。宣和三年廷议将取燕，璆上疏反对，贬监英州清溪镇。赦还，试中书舍人。上疏言元祐名臣子孙，久被废锢，宜稍宽之。山东乱，州县不能治，璆奏十事，忤大臣，罢官。高宗绍兴四年以集美殿修撰出任吉州知州。累迁徽猷阁直学士，四川安抚制置使。治蜀九年，修复成都旧城及三江堰，民受其利。饥年发仓赈济，得救者甚众。有《清溪集》二十卷传世。

张致远（1090~1147年），字子猷，南宋剑州沙县（今福建沙县）人。宣和进士。除殿中侍御史，论"折纳绢钱，本欲稍宽民力"。迁侍御史，言"善理财者，宜固邦本"。擢户部侍郎，疏"力务省节，明禁僭侈，自宫禁始，自朝廷始"。擢给事中。《宋史》云："致远鲠亮有学识，历台省、侍从，言论风旨皆卓然可观。"

5

继洪，号澹寮，汝州（今河南汝州）人。自幼勤奋好学，在名师指点下，二十五岁精通佛学和医理，被授于禅师称号，取得单独出外从事佛教活动和行医的资格。他相继云游了岭南地区的柳州、连州、广州、封州以及浙江沿海一带。据其另一著作《澹寮集验秘方》"自序"谓："早岁南游，辄刊瘴疟诸方于岭表，或谓可以济人以缓急，兹复以生平所取杂方，编次门类，叙以鄙见，质之同志。"此"序"作于元至元癸未（1283年），而《岭南卫生方》所辑继洪诸说后则缀有宝祐乙卯（1255年）、景定甲子（1264年）、咸淳丁卯（1267年）等字样，是知继洪为宋元间的著名医僧。

《岭南卫生方》约成书于南宋咸淳三年（1267年）。其祖本是李璆、张致远分别撰写的《瘴疟论》，宋代结集为《岭南卫生方》。其后，释继洪在李璆、张致远《瘴疟论》的基础上，辑录了王棐《指迷方·瘴疟论》、汪南容《治冷热瘴疟脉证方论》、章杰《岭表十说》等论述，加上了自己编撰的《卫生补遗·回头瘴说》《治瘴用药七说》《治瘴续说》《续附蛇虺螫蠚诸方》及《集验治蛊毒诸方》等，并最早为元海北廉坊刊刻。明景泰间（1450～1456年）重梓，因岁月既久，原版已佚，明正德八年（1513年）广东行省据抄本重刊，明万历四年（1576年）广东布政司右布政使邹善校刻，并命娄安道增入《八证标类》及《李杲药性赋》于其后，成为四卷，即原本三卷、附录一卷。日本天保辛丑（1841年），梯谦晋造据数本校雠付梓，将原书三卷并为二卷，将明·娄安道增入的附录列为第三卷，书末又附入日人山田简的《募原偶记》，复为三卷。

《岭南卫生方》是一部专治瘴疟、蛇伤、蛊毒等地方性常见病的论文集。当时的岭南地区医学不很发达，治疗以上诸病，多搬用北方医家方药。因南北气候等自然条件的差异，治疗效果不佳。本书的最大贡献，就是依据南方气温高、多雨、潮湿等异于北方的自然条件，提出瘴疟与伤寒不同及岭南"草木水泉皆禀恶气，人生其间，元气不固，感而为病，是为之瘴"的病因说，并主张治疗上必须因地制宜，与晚于其300余年的《温疫论》有互通之处，但在治法上由于时地差异等原因，而一主苦寒，一主辛温，可以互参。此外，本书纂集了岭南地区的早期医学著作，对了解岭南医学的学术发展，也有重要参考价值。

本次校注以1983年中医古籍出版社据日本天保十二年辛丑七月新镌学古馆藏板影印本为底本，校勘、注释的原则是：

1. 采用现代标点方法，对原书进行重新句读。

2. 凡原书中的繁体字，均改为规范简化字。

3. 凡底本中因写刻致误的明显错别字，予以径改；俗写字、异体字、古今字，以简化字律齐，不出校。

4. 因改为简体横排，原书中代表前文的"右"字"，一律改为"上"字；代表下文的"左"字，一律改为"下"字。

5. 凡底本显系脱、误、衍、倒者，予以勘正，并出校注明据补、据改、据删理由；若难以判定是非或两义均通者，则出校并存，或酌情表示倾向性意见；若属一般性虚词，或义引、节引他书而无损文义者，一般不予处理；凡底本文字有疑问者，不妄改，只出校注明疑误、疑衍、疑脱之处，或结合理校判定是非。

6. 对个别冷僻字词加以注音和解释。

7. 原书卷一、卷二下有"宋大梁李璆、延平张致远原辑，元汝州释继洪纂修"字样，因无关文义，今一并删去。

8. 原书梯谦晋造所作的眉批，为排版方便和醒目起见，随文嵌入正文，并标以"眉批"字样。

由于整理者水平有限，疏漏之处在所难免，敬请同行专家斧正。

校注者

校刻《岭南卫生方》序

　　秦越人①云：伤寒有五，有中风，有伤寒，有湿温，有热病，有温病。伊尹②用《神农本草》③以为《汤液》④，历代相传，以至东汉，张仲景论广《汤液》，作《伤寒论》，即为众方之祖。然其言幽微，其旨隐赜，独素为后人所窜改，且经兵火，残缺亦不为少。是以论者纷纭，取舍之说起。渔者走渊，樵者入山，竟无归一之论。

　　本邦医家百年以来，分古今，相是非。偏于古者，

---

　　① 秦越人：战国时渤海郡郑（今山东济南长清区）人。青年时曾为"舍长"，后学医于长桑君，成为中国古代最著名的民间医生。反对用巫术医病，明确提出"信巫不信医"是六不治之一。

　　② 伊尹：又称阿衡，姓伊，名挚，是商代著名的贤相。相传，伊尹为黄帝的臣子力牧的后代，出生在空桑（今河南开封县空桑），因其母"居伊水上"（《汉书·人表考》），便以伊为姓；因后来官居尹职，故通常称为伊尹。

　　③ 《神农本草》：即《神农本草经》，简称《本草经》《本经》。撰者托名神农。成书年代有先秦、两汉、六朝诸说。现一般认为其主体约形成于东汉。原书早佚，现行本为后世从历代本草书中所集辑。

　　④ 《汤液》：即《汤液经法》。古汤药方剂书，凡32卷，已佚。

以仲景之方为百病之治法尽于此，专务攻击，而不取温补；僻于后世者，专据刘①、张②、李③、朱④之说而斥峻猛。狺狺⑤相谤，如冰炭不相容也。呜呼！夺圣经之封疆，削先哲之区域，使斯道颓败，全坐于此。古人云：说不乖理，方不违义，虽出后学，亦是良师。读仲景书，用仲景之法，然未尝守仲景之方，乃为得仲景之心。譬如拆旧屋构新屋，不再经匠氏之手，不可用也。旨哉言也！何必至拘泥如彼？

天保丁酉⑥夏秋之间，札⑦疫泛滥，阖门伏枕，病者大率系上盈下虚及少阴证。当时，尊用古方者，专为

---

① 刘：即刘完素，字守真，自号通玄处士，金代河间（今河北河间县）人。著有《素问玄机原病式》《素问病机气宜保命集》《伤寒直格》等书。

② 张：即张子和，名从正，字子和，号戴人，金代睢州考城（今河南省兰考县）人。用药多寒凉，治疗多用汗、吐、下三法。代表作是《儒门事亲》。

③ 李：即李杲，字明之，号东垣，金代真定（今河北正定县）人。其主要著作有《脾胃论》《内外伤辨惑论》《兰室秘藏》《伤寒会要》等。

④ 朱：即朱丹溪，字彦修，号震亨，元代婺州义乌（今属浙江）人。著有《格致余论》《局方发挥》《伤寒论辨》《丹溪医案》《丹溪治痘要法》《外科精要发挥》《本草衍义补遗》等十多种医书。

⑤ 狺（yín）狺：犬争斗，犬争斗声。又用为争吵的贬称。

⑥ 天保丁酉：公元1837年。

⑦ 札：疫疠。

2

汗、下，或主吴氏①《疫论》②荐投下剂，而不晓正气之亏也。所被大黄死者，十居其九；被附子死者，百中一二耳。夫正气不能自病，邪之所客辄病焉。以正气之虿③亏损也。苟使正气充实，精元内守，病何从来乎？四方有高下之殊，四时有非序之化；百步之内，晴雨不齐；千里之外，寒暄各异。岂可以一定之法而待非常之变耶？

余读《岭南卫生方》，颇得其三昧，不为狺狺之徒所摆动。盖此书数百年来，时见时隐，清舶赍④来百年矣。然未刊布于世，不知何人深藏而固秘之。余谓：古之秘书者，以非其人不可传也；今之秘书者，以非其人而藏之。胡宁饱蠹鱼不借人也？世既乏传本，遂旁探远索得数本，校雠讹谬，属剞劂⑤氏。岂敢云振起斯道！聊欲使彼夺圣经之封疆，削先哲之区域者，息狺狺之讼也。但恐订字未精，有扫叶遗漏之过，所望海内同志，幸赐是正云。

天保庚子⑥季秋南洋梯谦晋造甫书于平安之学古馆

----

① 吴氏：即吴又可，名有性，明末清初姑苏洞庭（今江苏吴县）人。创立"疠气"病因学说，著《温疫论》，对促进温病学发展贡献很大。

② 《疫论》：即《温疫论》，二卷，吴有性撰于1642年。

③ 虿：同"乱"。

④ 赍（jī）：同"齎"。携带。

⑤ 剞劂：雕板，刻印

⑥ 天保庚子：公元1840年。

《宋史·艺文志》① 云：李璆、张致远《瘴论》二卷。张致远，字子猷，南剑州②沙县人，宣和三年③进士，八年知广州。李璆，字西美，汴④人，政和⑤进士，出知房州⑥。共见《列传》卷第百三十五。按：《李焘传》，李焘，字仁甫，眉州⑦丹棱⑧人，雅州⑨推官⑩。据

---

① 《宋史·艺文志》：此后两段文字，原在目录之后，正文之前，为使文义连贯，故移置于此。

② 南剑州：今福建南平市延平区一带，因传说"干将莫邪"在此"双剑化龙"而得名剑州、剑津。后为与四川剑州区别，所以又名南剑州。

③ 宣和三年：公元1121年。

④ 汴：今河南省开封市。因唐时在此置汴州，此后梁、晋、汉、周及北宋定都后，人称为汴京，故简称汴。因战国时为魏都大梁，又简称梁。金元以后又合称为汴梁。

⑤ 政和：公元1111~1117年间。

⑥ 房州：今湖北房县，古称"房陵"，以"纵横千里、山林四塞、其固高陵、如有房屋"得名。

⑦ 眉州：今四川眉山，古称眉州。

⑧ 丹棱：在四川省乐山市北部、岷江及其支流青衣江间。北周置齐乐县，后改洪雅县，隋改丹棱县。

⑨ 雅州：宋代属成都府路，今属雅安市。

⑩ 推官：中国古代刑官名。唐代初设时仅为节度使、观察使、团练使、防御史的属官，专职"推鞠狱讼"。稍后，唐各州府均置推官，职为协助地方行政长官审理案件。宋朝亦设有节度推官、观察推官等，专事协助知州（府）管理司法事务。

4

此则未尝官于岭南也。《范石湖文集》① 《本草纲目》《正字通》诸书云：焘著《卫生方》。恐谬。《石湖文集》以雅州为雷州。盖传闻之讹，当以正史为据。

《唐书·艺文志》载《岭南急要方》三卷、郑景岫《南中四时摄生论》一卷、李暄《岭南脚气论》一卷、李继皋《南行方》三卷，郑樵②《通志》载《治岭南众疾经效方》一卷、《广南摄生方》一卷。以上六种，系岭南方，而无一种传于本邦，赖有是书耳。可不宝重！

谦又识

---

① 《范石湖文集》：即《石湖大全集》，宋代学者范成大著。范氏字致能，号石湖居士，故人称"范石湖"。

② 郑樵：字渔仲，号溪西遗民，宋代兴化军莆田（今属福建）人。著有《尔雅注》《通志》，是著名的历史、语言文字学著作，对后世有较大影响。

原　序

　　尝读沈括①《良方》②"序"，谓：治病有五难，辨疾难，治疾难，饮药难，处方难，别药难。而于治疾尤详。且谓古之治疾者，先知阴阳运历③之变故、山林川泽之窍发，而又视其老少、肥瘠、贵贱、居养、性术之好恶、忧喜劳逸，顺其所宜，违其所不宜。其精过于承蜩④，其察甚于刻棘⑤，可谓至密矣。然恐非医之浅浅者所能。比至岭南，见外方至者，病不虚日，虽居民亦鲜

---

　　① 沈括：字存中，北宋著名科学家。撰有名著《梦溪笔谈》。除此书外，还有各种著作数十种，但大部分已失传，现存的仅有《苏沈良方》和《长兴集》以及部分著作片断。

　　②《良方》：即《苏沈良方》。宋代苏轼、沈括撰。约成书于1075年。现存共10卷，论述范围很广，有本草学和疾病治疗学方面的内容。

　　③ 运历：运数。

　　④ 承蜩：用竿子去捕蝉。承，通"拯"。

　　⑤ 刻棘：语本《韩非子·外储说左上》："宋人有请为燕王以棘刺之端为母猴者，必三月斋，然后能观之，燕王因以三乘养之。右御、冶工言王曰：臣闻人主无十日不燕之斋。今知王不能久斋以观无用之器也，故以三月为期。凡刻削者，以其所以削必小……王因囚而问之，果妄，乃杀之。"韩非本用以讽刺说客，后用以比喻治学的艰辛。

有不病者。因思，岭以外号炎方，又濒海，气常燠而地多湿，与中州异。气燠故阳常泄，而患不降；地湿故阴常盛，而患不升。业医者，苟不察粤地山川窍发之异，有以夺阴阳运历之变，而徒治以中州常法，鲜有不失者。何也？夫以其常泄之阳而重汗之，则元气不固；以其常盛之阴而轻利之，则真气愈陷。是医药之害与山川之害，交为吾人病也。每思有以济之，而未得其术。一日获《岭南卫生方》读之，曰：此仁人之用心也。虽其处方投剂在临证审酌之，然其论瘴病始末，诚有以握其要领矣。因手校之，告于叶江施公、图公诸人人，乃遂慨然捐俸，共梓以广其传；复命娄医安道，附"八论"及"药性"于其后。"八论"者，虑人惑于病证之似也，使知有所辨；"药性"者，虑僻壤之鲜医，或可因证考药而增减之，使知有所据。亦昔人辨疾别药意也。读是编者，诚知岭外受病之由与所以服药之宜，而又能参以老少、肥瘠、贵贱之别及居养、性术好恶、忧喜、劳逸之殊，庶几顺其宜，违其所不宜，握阴阳升降之机，而不致为山川风气所侵，以各全其天年云。

万历四年①端阳②日广东布政司右布政使安成颖泉邹善书

---

① 万历四年：公元 1576 年。

② 端阳：也作"端午"、"端午节"。特指农历五月初五，我国传统节日。

原　序

　　神农尝百草，立九候，以救昏札①。黄帝缘性命，著《素问》《灵枢》为《内经》。大要穷血脉、经络、阴阳、表里，本虚实而施针石、汤火，调寒温平热之所宜。至论病以及国，原诊以知政，其《本草》《内经》之谓欤！周秦以来，演述名家者踵趾相接，经方简帙充栋，殊途同归，九州万国咸尊用之，未有析南北而为书者。然天地之化，四方风气异宜，时亦相生胜。今夫朔漠岭海，相去何惟万里？塞北肌肤皲②瘃③，沙碛不毛，入燕冀少和煦，淮泗流渐渐蚤④，岭南隆冬，林无凋叶，野有蔓草，四时把握葵⑤箑⑥，山海黎蜒，老死不识霜雪。寒暑大异如此，则调摄之剂，安得而尽同哉？岐伯曰：南方者，阳之盛处，其地下，水土弱，雾露之所聚也。其民嗜酸而食胕⑦，故皆致理而赤色，其病挛痹，

---

①　昏（mǐn）札：夭亡。昏，通"泯"。

②　皲（jūn）：皮肤因寒冷或干燥而裂开。

③　瘃（zhú）：冻疮。

④　蚤：通"早"。

⑤　葵：蒲葵的简称。

⑥　箑（shà）：扇子。

⑦　胕：腐烂。亦指加工成腐状的食物。

其治宜微针，故九针者亦从南方来。是治法之异，古亦有言者矣。《岭南卫生方》，前元海北廉坊所刻。景泰①间，重锓于省署。惟其言为"岭南"，则一方之书也。抑粤俗重巫轻医，故传布弗广，岁久板不复存。北客入南，首询孳孳②。俗医既乏师承，应求草率，鲜有寻其绪者。予甚患之，思得是书以嘉惠兹土，访购实勤。今总镇笃庵潘公，适出所藏抄本，藩臬③群僚，见者忻忻④，遂梓以传。所谓雾露炎蒸，为瘴为疠，与虫蛇草木之毒，缓急所需，立俟良愈。吾知生于斯，寓于斯，继今黾勉⑤以卫生者，舍是书何求哉！

正德八年⑥岁次癸酉六月朔旦⑦中奉大夫广东等处承宣布政使司左布政使古田罗荣书

---

① 景泰：宋宁宗赵扩年号，公元1450～1456年。

② 孳（zī）孳：同"孜孜"。努力不懈貌。

③ 藩臬：按察使古称臬司，又称臬台。布政司则称藩。明、清时按察使为一省司法长官，布政使主管一省的人事和财政。

④ 忻忻：欢喜。

⑤ 黾（mǐn）勉：努力。

⑥ 正德八年：公元1513年。

⑦ 朔旦：旧历每月初一。

目　录

---

① 校刻《岭南卫生方》：原无，据正文补。

1

---

① 校刻《岭南卫生方》：原无，据正文补。

---

① 瘴：原作"疟"，据正文改。

---

① 校刻《岭南卫生方》：原无，据正文补。
② 跋：原无，据正文补。
③ 募原偶记：原无，据正文补。

校刻《岭南卫生方》上卷

李待制瘴疟论

岭南既号炎方，而又濒海，地卑而土薄。炎方土薄，故阳燠①之气常泄；濒海地卑，故阴湿之气常盛。而二者相薄②，此寒热之疾所由以作也。阳气常泄，故四时放花，冬无霜雪，一岁之间，暑热过半，穷腊久晴，或至摇扇。人居其间，气多上壅，肤多汗出，腠理不密。盖阳不返本而然。阴气盛，故晨夕雾昏，春夏雨淫，一岁之间，蒸湿过半，三伏之内，反不甚热，盛夏连雨，即复凄寒，或可重裘③。饮食、衣服、药物之类，往往生醭④。人居其间，类多中湿，肢体重倦，又多脚气之疾。盖阴常偏胜而然。阴阳之气，既偏而相薄，故

---

① 燠（yù）：暖，热。

② 薄：通"迫"。

③ 裘：用毛皮制成的御寒衣服。

④ 醭（bú）：酒、酱、醋等因败坏而生的白霉。亦泛指一切东西受潮而表面出现霉斑。

1

一日之内，气候屡变，昼则多燠，夜则多寒；天晴则燠，阴雨则寒。人之一气，与天地通，天地之气既尔，则居其间者，宜其多寒热疾也。又阳燠既泄，则使人本气不坚，阳不下降，常浮而上，故病者多上脘郁闷，胸中虚烦；阴湿既盛，则使人下体多冷，阴不上腾，常沉而下，故病者多腰膝重疼，腿足寒厥。余观岭南瘴疾证候，虽或不一，大抵阴阳各不升降，上热下寒者，十盖八九。况人之一身，上焦属丙丁火，中焦戊己土，下焦壬癸水，上固常热，下固常冷，而又感此阳燠阴湿不和之气，自多上热下寒之证也。病人既觉胸中虚烦郁闷，便自以为有热，而岭外医又多用麻黄金沸草散、青龙汤等药发表。得病之因，正以阳气不固，每寒热发，则身必大汗，又复投以发表药，则不旋踵受毙；甚者又以胸中痞闷，用转利药下之，病人下体既冷，得转利药，十无一生。是瘴疠未必遽能害人，皆医杀之也。绍兴庚戌年①，苍梧②瘴疠大作，王及之郎中③、张鼎郎中、葛象

---

① 绍兴庚戌年：公元1150年。
② 苍梧：即梧州，宋代属岭南道，今为广西梧州市。
③ 郎中：官名。始于战国。隋唐到清，朝廷各部均设郎中，是帝王的侍从官，为司的长官。

承议①三家病瘴，悉至灭门。次年余寓居于彼，复见北客与土人感瘴，不幸者，不可胜数。余询其所服药，率用麻黄、柴胡、鳖甲及白虎汤等。其年余染瘴疾特甚，继而全家卧疾。余悉用温中固下、升降阴阳正气药及灸中脘、气海、三里，治十愈十，［眉批：“治十愈十”，一本作“十治十愈”。］不损一人。余二仆皆病，胸中痞闷烦躁，一则昏不知人，一则云愿得凉药清利膈脘。余辨其病，皆上热下寒。皆以生姜附子汤一剂，放冷［眉批：“放冷”，《景岳全书》作“冷温”。］服之，即日皆醒，自言胸膈清凉，得凉药而然，不知实附子也。翌旦又各以丹砂丸一粒，令空腹服之，遂能食粥。然后用正气、平胃等药，自尔遂得平愈。既亲获效后，于知识②间用生姜附子汤疗十余人，皆安，更无一失。盖附子得生姜则能发散，以热攻热，又导虚热向下焦，除宿冷，又能固接元气。若胸中烦闷，但放冷服之，热服则药力之发也速，欲导热气向下，自当取其发缓也。又病人烦躁，但问其能饮水否，若反胃冷不能饮者，皆上有虚热，非真

---

① 承议：即承议郎。文散官名。隋始置。唐为文官第十五阶，正六品下。宋元丰改制用以代左右正言、太常博士、国子博士。后定为第二十三阶。金、元均不置。

② 知识：相识的人，朋友。

3

热也，皆宜服生姜附子汤。沈存中①《良方》治瘴七枣汤，用乌头七浸七炮者，治方正与此同，一服而愈。又医者或用术附汤，而病人寒热反甚，疾亦不可愈。盖术、附相济，能固热气，不能发散，惟附子一味为最要耳。间有脉证实非上热下寒，面色目睛赤黄，即方可随证治之，不可用附子汤。余在苍梧时，数十百人中，惟一郑防御病寒热，身体无汗，脉洪数而浮，皆柴胡汤证，遂如证服小柴胡汤而愈。然小柴胡汤之类自非其证实可服者，不可遽进也。盖上热下寒，阳气不收者，比比而是，而当用此药者盖少也。审其证未辨，或疑其有热，亦不须服发表等药，但且取嘉禾散并服之。若果蕴热，但冷服无害。盖嘉禾散治下虚中满，能［眉批：《景岳全书》作"宜服嘉禾散"，无"但且取"、"并服之"六字。"能"下，有"调中气"三字。］升降阴阳，又疗四时温疫伤寒，使无变动，虽伤暑及阳证伤寒，服之亦解。若或寒多，服之亦宜。服二三日，即寒热之证自判矣。然后随证调治之，即无不愈者。审是下冷，或因失饥伤冷所致，即灸中脘、气海、三里尤妙。或别无湿冷，只灸大椎或第五椎，随年壮。二穴皆能止瘴疠寒热，屡曾获效。若寒热已止，犹每遇当发日，意思昏倦，终不清

① 沈存中：即沈括。

快，倦怠欲睡，或体生疮疡，当是已服附子等，及脾胃已和，下焦湿冷已去，气渐向平，即须少服常山药。常山药惟七宝锉散［眉批："七宝锉散"，《本草纲目》《正字通》并引此条，作"七宝散"。］为妙。盖常山能去皮肤毛孔中瘴气，而寒热所感邪气，多在荣卫皮肉之间，欲除根本，非常山不可也。但常山服之必吐人，［眉批：《正字通》无"人"字。］惟七宝锉散，冷服之不吐，亦屡验矣。又柴胡能治邪气半在表半在里，柴胡、常山非不可服也，但须其证可服即服，不可遽服。病人阳气常浮，身多汗出，须先固本正气，然后服此等药，即瘴疠悉去矣。又小柴胡汤用黄芩，大凉，病人多有不能任者。余得一柴胡散方，治寒热经验。病人上热下冷者，先正气固本，后宜服之。大抵西北地寒，土厚水深，又人食酥酪之类，病者多宜发散转利。伤寒、温疫至有汗不得出而毙者，气常收敛故也。岭南阴气不收，又复卑湿，又人食槟榔之类，气疏而不实，四时汗出，病者岂宜更服发散等药？此理明甚。然西北之人，亦有不当发散转利者；岭南之人，亦不无发下之疾，但举其多者言之耳。

大梁李璆西美

5

张给事瘴疟论

岭南，地偏而土薄，无寒暑正气。阳常泄，故冬多暖；阴常盛，故春多寒。阳外而阴内，阳浮而阴闭，故人得病，多内寒而外热，下寒而上热。医者不察，率用北方伤风、伤寒法，或汗或下，兼求效太速，十失五六。余得李舍人《瘴论》，复与滑州①医士王子仅较量②汤剂，用之有验。凡得病或一二日，或三五日，憎寒壮热，身体疼倦，头痛项强，呕逆烦躁，胸膈不利，病之证不出于此，但只以正气散、姜附汤调理；发热烦躁闷乱，心神不宁，与冷汤；发热烦躁吃水，水入口即吐，与五苓散；引饮多汗，小便赤涩者，不得吃五苓散，汗出更利小便，必亡阳也。如此用药调理，五日以上，若发热烦躁，不渴不呕，大便或一日，或二日，依旧一次，小便赤而通利，亦依前法调理，不可与性寒凉药。若五日以上，发热烦躁，狂言引饮，思冷水不欲汤，及不大便三五日，小便赤涩，用乐令黄芪汤解利；吃此药其热不去，与小柴胡汤解利。其小柴胡汤，性极寒，不可轻用，如有十

---

① 滑州：隋置，治白马，即古滑台城。

② 较量：衡量。

分内热证方可与，亦与正气散兼服。凡才初得病，或三五日，其病人发热，或恶寒烦躁，手足冷，鼻尖凉，身体重疼，舌上苔生，引饮烦渴，或自利，或呕吐，或汗出恶风，与姜附汤、干姜附子汤、理中汤，于中脘穴灸三五十壮、脐下气海穴灸二三百壮。岭南瘴病，才初得不可便吃瘴药，直至十余日以上，寒热或只发热，一日一次，或隔一日一发，或隔二日一发，明见发作有时，老虚之人，寒热瘴与七枣汤；病人气稍实，发寒热瘴，与厚朴饮子；无寒只发热瘴，与木香饮子。若服药瘴已，与黄芪建中汤、大养脾丸、平胃散调养。凡治病，脉与证不可偏废，用药须凭脉。且若病人，外证是阳候，脉见阴脉，不可用阴药；外证见阴候，脉见阳脉，不可用阳药。若凭外证用药，十失五六；凭脉用药，病人信向，万不失一。《经心录》[①] 曰：伤寒瘴疠时疾，错疗祸如反掌。且古人云：有病不药，不失为中医者，此之谓也。

延平张致远

---

① 《经心录》：亦称《经心方》，隋唐间医学家宋侠著。全书10 卷，已佚。宋侠，洺州清漳（今河北广平东北）人，官至朝散大夫、药藏监。以医术闻名。

《指迷方》瘴疟论

某，读书之余，留意医学，幸得其传，颇识方脉，就辟入南，研究此证于方书。至桂林，延一老医与议，则所说无异于所闻。方书谓：南人凡病皆谓之瘴，率不服药，惟事祭鬼。自今观之，岂不信然！且得杂病者，或不须药，而待其自愈。若夫伤寒阴阳二证，[眉批："若夫"一句，《景岳全书》作"夫瘴之为病，犹伤寒之病也"。] 岂可坐视而不药耶？虽曰不服药为中医，每荏苒①以致不救者有之。过桂林以南无医药，且居南方之人，往往多汗，上盈下虚，用药者不可汗、不可吐，亦不可下。其业医者，既鲜且谬，或妄发汗、吐、下，是谓实实虚虚，补有余损不足。不察脉证，其祸可立而待也。横夭者固多端，岂独广之能杀人哉？今观方书之说，皆谓南方天气温暑，地气郁蒸，阴多闭固，阳多发泄，草木水泉皆禀恶气，人生其间，元气不固，感而为病，是为之瘴。轻者寒热往来，正类痎疟②，谓之冷瘴；重者蕴热沉沉，昼夜如卧炭火中，谓之热瘴；其尤重

---

① 荏苒：蹉跎，拖延时间。
② 痎（jiē）疟：隔日发作的疟疾。亦指经年不愈的老疟。

者，一病则失音，莫如其所以然，谓之痖瘴。冷瘴必不死，热瘴久而死，痖瘴无不死者，此方书之说也。然以愚意观之，所谓痖瘴者，非伤寒失音之证乎？又岂非中风失语之证乎？治得其道，间亦可生。安得谓之无不死者耶？若夫热瘴，乃是盛夏初秋，茅生夹道，人行其间，热气蒸郁，无林木以蔽日，无水泉以解渴，伏暑至重，因而感疾；或有饮酒而不节者，或有食煎煿①而积热者，偶成此证。其热昼夜不止，稍迟一二日不治，则血凝而不可救矣。南方谓之中箭，亦谓之中草子。然挑草子法，乃以针刺头额及上下唇，仍以楮②叶擦舌，皆令出血，徐以草药，解其内热，应手而愈。安得谓之久而死耶？至于冷瘴，或寒多而热少，或寒少而热多，亦有叠日③、间日之异。及其愈也，疮发于唇。验其证，即是外方之疟。本非重病，每因误［眉批：《景岳全书》"误"下，有"治"字。］而致祸，亦不可以必不死而忽之。但诊其脉息极微，见其元气果虚，与附子、川乌等药而愈。或误投以寒药，所谓承气入胃，阴盛乃亡。若诊其脉息洪盛，审其证候实热，宜服和解等药而徐治之；或误投以热药，所谓桂枝下咽，阳盛则毙。但诊脉

---

① 煿（bó）：烘烤。

② 楮：落叶乔木。叶子和茎上有硬毛，花淡绿色，雌雄异株，果实球形，皮可制纸。

③ 叠日：累日，数日。

9

而用药，万不失一。然观其形气之怯壮，察其本脉之虚实，参以病脉之盛衰，分其证候之阴阳，极工巧以审之，其庶几乎！尝观《岭南卫生方》，乃李待制①、张给事②所集，其间固多良法，非后学所可拟议。然其论不及脉息，则病家难于用药。今以脉而论证，以证而议药，姑进鄙见于纸尾，庶不为医者所误；到于无医之处，亦可类推而服药也。盖冷瘴专与痃疟相类，秋来则

---

　　① 待制：官名。唐置。太宗即位，命京官五品以上，更宿中书、门下两省，以备访问。永徽中，命弘文馆学士轮番待制于武德殿西门。文明元年（684），诏京官五品以上清官，日一人待制于章善、明福门，备皇帝顾问，称为待制。先天末，又命朝集使六品以上二人，随仗待制。永泰时，勋臣罢节制，无职事，皆待制于集贤门，凡十三人。崔佑辅为相，建议文官一品以上更直待制。其后着令，正衙待制官日二人。后人数渐多，设立官署，渐成官名。宋因其制，于殿、阁均设待制之官，如"保和殿待制"、"龙图阁待制"之类，典守文物，位在学士、直学士之下。

　　② 给事：给事中之省称。亦称给谏。秦官，西汉沿置，都是大夫、博士、议郎的加官，其地位次于侍中。出入殿内，应对顾问，代皇帝处理尚书奏事。东汉废去，三国魏复置，或为加官，或为正式官员，晋代为正式官员。南北朝时属集书省。隋开皇六年（586），置吏部给事郎，炀帝时改移给事郎为门下省官员，掌省读奏案。唐武德三年（620），改给事郎为给事中，一度改为东台舍人，掌读署奏抄，驳正政令违失，其地位次于侍中与门下侍郎，是门下省要职。宋沿置，但宋神宗元丰年间改革官制前为寄禄官，仅用以表示品级、俸禄而由银台司中之封驳司代行给事中封驳之职；元丰改制后才名实合一，掌封驳诏令违失。

10

多患此，天凉及寒时少有之，却与伤寒不同，不传染，不传经，无变证，所以易医。外方之疟，用药错者尚可救；广中之疟，用药错则为重害，病后将摄则比之外方尤难。面黄须久而后复常，只是异耳。若其受病之因，方书谓感天地、水泉、草木之毒，是固有之，亦不可泥于此说。盖身居覆载之间，日食动植之物，则凡往来岭南之人，无不病且危殆。何也？若所谓南人生长其间，与水土之气相谙，外人之入南者必一病，但有轻重之异，若久而与之俱化则可免矣。其说却甚有理，但备之以将理之法，解之以平易之药，绝可保其无他，纵病亦易愈矣。且此病之作也，土人重而外人轻。盖土人淫而下元虚，又浴于溪而多感冒，且恣食生冷酒物，全不知节；外人之至此者，饮食有节，皆不病。若因酒食之贱而狼餐，必不免于病矣。其壮实者或不病，病亦易调理；怯弱者易感疾，疾则难支。王棐始至苍梧，继宰柳城①，后摄宜阳②，今守南容，未尝日日有雾，间一二日亦有之。江东西已如此，每处吏卒数百人，病者只十分之一，不过数日参暇；其不起者二三人，亦不可全咎于风土，皆不摄不节，有以自致之。间自入广来，但用修养之法，晨兴盥漱后，先服平胃散，间或投以不换金正

———————

① 柳城：今广西柳城县。
② 宜阳：今河南省宜阳县。

气散，洗面后啖少粥，巳时①早食，申时晚食，夜间服消食等药；时一聚会，少饮不妨，不宜大醉及频数耳。但天气不常，一日之间，寒暖数变，却须脱着以时，稍稍失节亦无深害。所甚急者，宜加意焉。省食生冷，则脾胃自壮；省餐油腻，则胸膈自快。无大忿怒以伤天和，重节色欲，以固真气。如此将摄，绝可保其无恙也。细思，仕与广者，以俸多而皆见镪②；商于此者，以货出而有厚息；寓于此者，以物廉无重费。况吾人利禄之念既轻，食少则不患于物贵，久在南中，知非上策，止俟满考，亟理归装，盖惴惴然③，每致谨于饮食，孰若江之自在于湖？帅广右后，常有词寄人云：须君早出瘴烟来，江南山色青无数。故直述所闻见，以资聪明之万一云。

新安王棐书于南容

《卫生补遗》回头瘴说

旧传：出岭〔眉批：《景岳全书》"岭"下，有"之后"

---

① 巳时：十二时辰之一，指上午九时至十一时。
② 镪（qiǎng）：钱串，引申为成串的钱。后多指银子或银锭。
③ 惴惴然：恐惧不安的样子。形容因害怕或担心而不安。

二字。] 有回头瘴者，大概与在广而发瘴及方入广而不伏水土者不异。盖南方阳气常泄，阴气常盛，二气相搏，四时悉有寒热之气，寒则凛冽暴风，热则炎燥郁蒸，郁蒸、暴风之候，多由得雨而解，此天地之寒热也。人之一气与天地通，居其间者，宜其得寒热之疾。寒则惨慽①战慄，热则拂郁烦躁，战慄后多由得汗而解，此广瘴之寒热也。今所谓回头瘴及方入广而不伏水土者，亦不过阴阳相搏作此寒热，而又甚焉。盖此中天气，夏多阴雨，昼虽熙然，夜则冷甚，居其间者，或至重裘；冬则风多转南，令人气昏，竟无霜雪，暄燠可知，居其间者或至摇扇；秋乃热，春乃寒，所以与外方天气大不侔②也。今回头 [眉批：《景岳全书》"回头"下，有"瘴"字。] 者，乃先染广中之气，复感外方之气，冷热相忤，寒暄不调，遂作阴阳相搏之疾。天地之气候深浅，亦自不同。有自深广而来桂林者，有自桂林而入深广者，亦多受瘴疾，正由冷热不调而得之。以秋言之，深广天气固常郁热，才至桂林便觉凄凉，往来其间者，所以难调摄也。须度时之寒温，量元气之厚薄，审燥湿之宜，资药石之助，乃若回头瘴并不伏水土者，服药当以四时天气斟酌之。且如出岭于孟冬者，时则广尚多暄而少寒，

---

① 慽：同"慼"。忧愁，悲伤。

② 侔（móu）：相当。

13

或转北风间有暴冷，愚谓届途之际，宜服和解散、神术散之类，和脾胃，逐风邪；及至乎外方，则天寒地冻，露结冰凝，愚谓将及境之际，可早服正气散、养胃汤之类，绝旧瘴，御新寒。然此四药特筌蹄①耳。其实在保躬调摄，酌序消洋为先，切不可以得出烟岚自生欣快。向之朝夕兢业惴惴然者，一旦跌宕放恣，此病之所由炽也。今北人，寓居广之地者，来往广之途者，均有阴阳相搏之患；居者十病二三，途者十病八九。盖居者安静，而途者劳伤。此正《活人三昧》论瘴疟云：若饮食有节，起居有常，邪不能为害者是也。然道路崎岖，人烟疏阔，水浆不洁，酒炙多腥，饮食起居，率不免乖度，况复有阴阳相搏之证。故 [眉批：《景岳全书》"证"字，作"气乎"二字，"故"下，有"曰瘴气惟染劳役伤饥之人者此也"十四字。] 所谓回头瘴者，不可谓之无也。敢以一得之愚，质之同志，或可以管见而参订之，是亦卫生之一助云。

宝祐乙卯②澹寮继洪书于柳边仙奕岩

---

① 筌蹄：亦作"筌蹏"。筌，捕鱼竹器；蹄，捕兔网。后以"筌蹄"比喻达到目的的手段或工具。

② 宝祐乙卯：公元 1255 年。

《指要方》续论

近世《瘴疟指要方》反诮李待制不合专主生姜附子汤，多见其不知量也。盖《指要方》但学伤寒科者为之，故其言病因数条，可论外方疟子，而以广瘴，则未必皆然。广瘴者，李云：阳气常泄，阴气常盛，二者相搏而为患。斯得之矣。二气相搏，则寒暄不常；寒暄不常，即寒热之证也。人在气中，如鱼在水，气候乖戾，病何逃焉？《卫生方》云：凡瘴病一二日，其证不出于憎寒壮热、身倦头痛、呕逆烦躁、胸膈不利。今验之何常不然？非身履目击，能知其详尽如此耶？又曰：病者上膈郁闷，胸膈烦躁，便自以为有热，殊不知炎方受病者，阳气不降而然；阳气不降，故腰膝重疼、腿足寒厥；此时虽身热，而阴证已具在下也；或者用发汗转利药，则不旋踵受毙，十无一生。明此，则《指要》所引青龙、麻黄、柴胡、承气汤，岂不但是治伤寒法耶？若用之治瘴疟，岂不误人？愚以所试，而会诸方书所言，治瘴之法只当温中镇下、正气和解。其间热多者，最为难治。能使邪热渐退，正气就安，不甚费丹砂、附子，是为得法也。或热退少迟，或分为间日寒热，犹是可耐、可理之事，又何伤乎？若躁于求效，亟服麻黄、柴胡或利下之剂，则未必虚热便退，且先损正气，使邪气乘虚而内袭，直达精源、髓海，激成变证百出，遂致荏苒难安，理之必然也。用药固无一定之法，要之，多宜正气散、和解散；夏月则六和汤；有热重而脉实、胃壮者，可于和解散中少加紫苏、地骨皮之类；若身热而不寒，头痛或眼睛疼，大便自坚硬，其脉举按皆弦紧而不虚，方可服参苏饮、芎苏散，及素宜凉剂之人，有热亦可服之，稍和即止，不可过多。其证阳浮阴闭，而上热下寒，须要生姜附子汤、附子汤、冷汤、沉附汤、冷香汤、自制养正丹、来复丹，且攻且守者也。若夫《指要》所论，诊视可谓详矣。第亦多是伤寒脉状，惟后一条云：浮而弱，按之不足，举之有余，切不可发汗。乃近之矣。知之，则《指要》之说，方可行也。第炎方气候，固有浅深，风土有远近。至于天地阴阳岁运之不同，如医书载：东坡居黄州，连岁大疫，服圣散子者皆愈，遂作序以传其方；后永嘉时疫亦然，服者不效。又，京师大学生，信而用之，误人益甚。此岂非运气之不同耶？人之禀赋，犹有厚薄，或素宜凉剂，或专服补药。古贤云：人心不同，如其面焉。心既不同，脏腑亦异；脏腑既异，以一药治众人之疾者，其可得乎？如此甄别，则可否全在医者，而不在药方也。虽然近世俗治数法，亦不可不谕。或者刺上下唇及两足腕，谓之挑草子，颇有功效，亦见之《指迷方》①，非杜撰法也，犹可用之。又一法，不问证候阴阳，便当其热发之时，就肘腕及指末等处灼艾。此既方论不载，又非治瘴疟之穴，非徒无益。盖身热方甚，又为非泛之火所逼，通身汗出，当时暂觉清爽，少焉邪气乘虚而袭表，汗孔复闭，其热愈甚。或汗出不止，外热内寒，医者不知当如《活人书》②以解表，表既重虚，又谓可用仲景法下真武汤，服药不伦，鲜不败事。更有病方作时便饮大蒜酒数升，谓可避瘴，殊不知惟感冷气滞及夏月闭汗，或可饮之，若正受热瘴，加以酒，发百脉热，蒜发虚阳，是乃以火益火耳。又或饮草药以吐痰，服葱豉汤以覆汗，皆先扰乱血气，不得安和。识者自能察之。

景定澹寮继洪书于熙平郡斋

---

① 《指迷方》：即《全生指迷方》，宋代王贶撰。原名《济世全生指迷方》，共3卷。原著明以后亡佚，后人从《永乐大典》重辑而成，且分为4卷，21门。

② 《活人书》：即《类证活人书》，又名《南阳活人书》。宋代朱肱撰。朱氏精研《内经》及《伤寒》历数十年，为当时著名的伤寒学家，因仲景居南阳，华佗称《伤寒论》为"活人书"，因此他把自己的主要著作称为《南阳活人书》，初名《伤寒百问》。大观五年，复经校正，又称《类证活人书》，至政和八年（1118），再经修订，方成本书。全书22卷，推阐仲景之论，颇多发挥。

汪南容治冷热瘴疟脉证方论

冷瘴脉证

凡觉恶寒、身热、头痛，证候未分之时，试诊其脉紧盛，遍身无汗，不畏风，不能食，百节疼痛，发热不止，此是伤寒，其病重。有阴阳表里之证，有汗下涌泄之方，自有张仲景专科调理法。此证不是冷瘴。若诊其脉浮缓，身体不痛，而觉拘倦，发热不止，而能饮食，自汗或无汗，不恶寒却畏风，此是伤风，其病轻。有汗者，以药敛其汗则热退；无汗者，以药微汗之则病愈。此证亦不可为冷瘴。若诊其脉带数，一呼一吸之间五六至，两手第二指关脉弦，按之如弓弦之状，原是冷瘴无疑。然亦未可服药，且看恶寒退后发热，发热退后自汗，头痛或不痛，呕吐或不呕，但其热有退时，次日或间日再发，外方谓之痎疟，其名不一，各有所因，不暇尽述，南方谓之冷瘴。治法详于后。

冷瘴初用药法

不问先寒后热、先热后寒、多热少寒、少热多寒，或因夏月伤于暑，汗出不透；或秋伤于风，则成此病。或饮食生冷过多，先伤脾胃，澡浴感冒，多作此证。或有痰涎停于胸膈，所谓无痰不成疟。第一发后，宜先下感应丸，以去积滞；又下陈皮半夏汤，以去痰涎。壮实人各三服，虚弱人各二服，只初发第一夜要服之。

感应丸

新拣丁香一两半　南木香去芦头二两半　川干姜炮制一两　肉豆蔻去粗皮，槌去油二十个　巴豆七十个去皮、心膜，研细，出尽油，如粉　百草霜用村庄家锅底上刮者，细研二两　杏仁拣①肥者，去双仁百四十个去尖，汤浸一宿，去皮，别研，极烂如膏

上，七味，除巴豆粉、百草霜、杏仁三味外，捣为细末，同拌研细，用好蜡匮和。先将蜡六两，熔化作汁，以重绵滤去滓，更以好酒一升，于银石器内煮蜡，熔滚数沸，倾出候酒冷，其蜡自浮于上，取蜡秤用。春夏修合用清油一两，于铫内熬令沫散香熟，次下酒煮蜡四两，同化作汁，就锅内乘热拌和前项药末；秋冬修合用清油一两半，同煎煮熟作汁，和匮药末成剂，分作小铤子，每用见成铤子半两，入巴豆二十枚，去壳不去

---

① 拣：原在"杏仁"之前，据文义乙正。

油，烂研成膏，一处研令极匀，丸如绿豆大。每服十丸，姜汤咽下，或用陈皮半夏汤送下亦可，空心时服。

陈皮半夏汤

陈皮去白　半夏汤泡各七两

上，为粗散，每服三钱，生姜十片，水二盏，煎至一盏，去滓温服，不计时候。

冷瘴次用药法

初发瘴后，次日专服和解散，一日五六服。南方人，常自汗，不可汗，不可吐，不可泻，多是脾有感冷成病。此药能和脾胃，又逐风邪，神妙不可具述。感病轻者，更不再发，其病深者，亦自轻减，但能信向，至诚煎服，无有不效者。

和解散

苍术米泔浸一宿，去粗皮半斤　藁本去芦　桔梗去芦甘草各四两　厚朴去粗皮，姜汁炙　陈皮洗，不去白各二两

上，并修治毕，焙干净，秤为粗散，每服三钱重，水一盏半，生姜三片，枣子二枚，同煎至七分，去滓热服，一日夜五六服，不拘时候。若用此药不发，更服此药一日，却服别药，发稍轻亦是有效，后再发之，次

20

日，更服一日，亦五六服。若第三次不发，更服此药一日，却服别药，如第三次再发，却服后药。此药不止治冷瘴神效，便是伤寒、伤风、瘴疟证候未分之时，并服此药，一两日皆有效验。如服不效，却自依各证用药。若无医药之处，病初发至末后，皆服不妨。

冷瘴灸法

瘴病既久，气血虚，服药必不作效，宜灸膏肓并大椎骨下及足三里，更须审订果是久病，及是虚弱，然后灼灸。若病初发，与未甚虚弱之人，未可便灸；若是热瘴，尤不可灸也。

热瘴治法

热瘴病源，前已备言。未可服药，只用挑草子之法。广中是处，有人能之。凡有瘴发一二日，卷其上下唇之里，以针刺其正中，用手捻去紫血，又以楮叶擦舌出血，又令病人并足而立，于两足后腕横缝中青脉刺之，血出如注，乃以青蒿水与服，应手而愈。若冷瘴与杂病，绝不可刺。热瘴之所以刺而速愈者，即太阳伤寒证，邪气在表，当汗之法也。刺出其血，即是得汗，而其效乃速于得汗。盖人之上下唇，足阳明胃脉之所经；足后腕，足太阳膀胱脉所经，太阳受病三日而阳明受病，而南人之针，可谓暗合。若患热瘴而不即刺，及其三阳传变，邪气入里，虽刺而血已凝住，非惟无益，或至重伤。又，南人针法，别有不可晓者。发瘴过经，已入里而将死者，刺病人阴茎而愈。窃意其内通五脏，刺之或可去其内腑之热耳。然少壮者，尚可用此法，苟施于怯弱者，岂不危哉！按：《黄帝内经》九针从南方来，《刺热论》曰：病虽未发，见赤色者刺。名曰治未病，然则南方挑草子之法不可废也。但南人未知辨赤色之道，士大夫不幸而染热瘴，亦只得求南人之针法以刺之。

瘴病中将息法

凡才发瘴时，便须忌口，非惟生冷油腻不可食，尤忌酒肉鱼面之类，饭亦可住，只可食粥，仍戒荤腥。不得已吃白糁萝卜及咸豉，但当发时不可食，候发过稍久却食。不发日从便吃白粥，切不可大饱，不忌口则病难愈。所食之物，皆助邪气，致服药无效。若食素粥数日，依前法服药即效，所谓服药十日，不如一日忌口。切须信之。仍每日漱口而已，不可洗面及手足，亦不可梳头，但安心坐卧，数日无劳动。如此将息，无不即瘥。

瘴病后将息法

凡瘴病才住，可记初发几日，依前日数，十分畏谨。大率瘴不发后，三日方可洗手，七日后可洗面，半月后可略梳头；一两月后，戒房室事，能戒百日尤好。瘴不发后，仍吃素粥三日，经五日后，方以猪脾熟煮羹，吃软饭；十日后，略吃些酒，吃少肉羹，但不可食诸般骨汁，若犯之即再发，所谓羊、肉、鸡诸般骨汁并须忌，一月或两月为佳。万一不能将息，或致再发，又须依前法服药及依前法将息可也。

继洪治瘴用药七说 (景定甲子①书于五羊)

夫人身本是四大假合（四大乃地、水、火、风，地即土，风即木），阴阳和会。上焦属火而为阳，下焦属水而为阴，遇有上热下寒之疾，不能升降既济之，而反用药，实实虚虚，则水火解散而人身坏矣。继洪尝见柳教彭亮，一日染瘴，身热而心烦，自以为实热，乘渴以冷水吞黄芩黄连丸，又取冷水以清胸膈，至日晡，小便

---

① 景定甲子：公元1324年。

渐多，更服黄芩汤，是夜连进十数服，小便愈数，次早热才退而逝去矣。盖下元为人身之根本，根本既虚，于身乎何有？且如小柴胡汤，今人但谓可用解热，曾知其所以用乎？古人惟用之以治足少阳胆经伤寒，胆无出入之道，非柴胡、半夏能和、能解则不可；佐以黄芩，欲其峻快以宣泄之；复用人参，则又不得不存攻守之意也。倘或不当用而用之，鲜有不蹈教彭之辙者。

瘴病多呕，盖本由饮食伤脾而得之。亦炎方之疾，气多上逆，故为呕、为痞、为头痛、为大便不通。所以治呕、治痞、治头痛之法，皆当斟酌以温利大便也。大约言之，治呕当以养胃汤、来复丹、治中汤、二陈汤选而用之。呕而寒热，藿香正气散；呕而膨胀，二陈汤下感应丸；呕而头痛，来复丹兼如圣饼子。若只胸膈不快，下虚中满，嘉禾散主之。李待制云：虽有蕴热，亦可冷服，是取其有升降之功，与瘴疾相宜也。虽无疾而气不快，心腹胀，身体倦，遇风寒则一身凛然，是为欲作瘴之兆，亦宜服嘉禾散、正气散、红丸子之类，使气顺食消，则外邪无自而入。若夫大便不通，切不宜峻用利药，或只须嘉禾散入少蜜煎，或宜三和散、感应丸，甚者蜜导法。气实者可用麻仁丸。小便多而大便秘者，谓之脾约，宜服脾约丸。但病久气虚，宜服宣利之剂则不免困弱，须是精细饮食，加意将养，毋令之秘可也。

《指迷方》云：冷瘴必不死，热瘴久而死，痖瘴无不死。此虽大略之言，然亦可以即此而知受病浅深也。痖瘴即热瘴之甚者。盖常人肺气入心则为音声，今瘴毒兜在胸臆，使脾气不通，涎迷心窍，故不能言也。此当疏气豁痰，清心解热。大便秘，而脉按之实者，可以薄荷、槟榔、枳壳、沉香、青皮、茯神之类，斟酌为之通利。胸膈紧者，宜用青州白丸子，姜汁烂研咽下。若手足搐搦及成痰厥，宜服星香散。气虚者，宜附香饮及养正丹。又有非心肺郁闭，而惟舌根强木者，乃瘴毒中于心、脾经所致。心之别脉系舌本，脾之脉连舌本、散舌下，邪气入经络，故舌不转而不能言。此宜投正舌散及全蝎、麝香、南星、茯苓之类，大概治痰压热也。古人治痖瘴不立方，意在临时将息之，固不可拘执。

医书云：人间之火，得木则炎，得水则伏。其疾之小者似之。神龙之火，得木则熸[①]，得水则炎。疾之大者似之。乃谓疾之大者，非温凉补泻常法可以制治。故处方则有热因寒用、寒因热用。今人染瘴，重者或痖而不能言，或热而精神昏乱，生死一间，不谓之大病可乎？所以冷香汤、沉附汤、附子汤、冷汤等，虽主于温剂，复以凉药为佐使，更令冷服，乃热因寒用也。深有

① 熸（jiān）：熄灭。

理焉，用者宜审之。

朱肱[1]论伤寒云：重阳必阴，重阴必阳。寒暑之变，物极则反。今瘴疾，或始寒战而终大热，或连日极热而后作寒，正谓此也。但伤寒以不饮水为内寒。瘴疾内寒者也，亦饮水，甚则欲坐水中取水以清其心胸。盖炎方受病，气专炎上，心肺焦熬，华盖干涸，所以多渴。若其脉浮而虚，按之无力，又或病当潮时脉浮洪，病不潮时脉微弱，其证则心烦躁，额上极热，面色多赤，头或痛或不痛，小便或多或赤，大便滑泄，腰腿沉重，两足不热，甚者寒厥或疼。误服凉药则渴转甚，躁转急，此

---

[1] 朱肱：字翼中，别号无求子、大隐翁等，宋乌程（今浙江吴兴）人。元祐三年（1088）中进士，历任雄州（今属河北）防御推官、知邓州录事、奉议郎等职。宋徽宗崇宁初年（1102），日蚀，他上书讲灾异抨击朝政，罢官，侨居杭州大隐坊，自号大隐翁。元祐四年（1089），始写作《南阳活人书》（原称《无求子伤寒百问》），历二十年，于大观二年（1108）写成。政和初年（1111）令其子进献朝廷，召为医学博士。次年，因直言时事与书写苏轼诗句，违犯党禁，被贬达州（今属四川）茶场，同时遭贬的尚有陈弁、余应求、李升、韩均四人，时称为五君子。政和七年（1116），以朝奉郎提举洞霄宫召还，卒于任上。朱肱是宋代名医之一，他精研伤寒，所著《南阳活人书》共32卷，以问答体编著，于《伤寒论》的研究，颇有特色。徐大椿在《医学源流论·活人书论》中评曰："宋人之书，能发明《伤寒论》，使人有所执持而易晓，大有功于仲景者，《活人书》为第一。"朱肱所著尚有《内外二景图》《北山酒经》等。

26

乃阴证，以阳治之，当服丹砂、附子及灸丹田、气海、足三里等穴，暖其下元，便阴阳交泰，而病自和解也。

方书谓：麻黄生中原，有麻黄之地，冬雪不积，麻黄能泄内阳故也。今深广，无霜雪，皆如麻黄之地，阳气常泄，即此可知。人居其间，不劳麻黄而自汗，有病则不宜轻用麻黄。此理甚明。前辈诗云：四时常是夏，一雨便成秋。读此一联，不惟可见岭南天气，亦可触类以知乎人之病也。病者多热，才一经汗，便翻然为冷，是岂宜轻汗耶？如五积散、破关散、金沸草散、九宝饮、小续命汤，虽用麻黄，各有主对，犹可服之，亦不宜过。若正麻黄汤、青龙汤，则岭南不当遽用也。今人例用麻黄为发散之药，殊不知其力只能驱我之内阳，以劫外寒也。故古今方书，用治肺经咳嗽，以肺之性恶寒，肺为娇脏，易于感寒，乃宜用之。张仲景治足太阳经伤寒用麻黄，以太阳属膀胱，非汗不解。及用治足少阴经伤寒，盖少阴属肾，治法当自膀胱经去，皆所当用也。除此二脏腑之病，方书已自少用，况今深广不寒之地，瘴气交重，瘴病岂因感寒邪？不因感寒，不必用麻黄，又何不可？《南史》①记范云初为陈武帝属官，武帝

---

① 《南史》：是合南朝宋、齐、梁、陈四代历史为一编的纪传体史著，记事起自南朝宋武帝刘裕永初元年（420），止于陈后主陈叔宝祯明三年（589），记述南朝四代170年的历史。

宠之，将有九锡之命在旦夕矣。云忽感伤寒之疾，恐不得预庆事。召徐文伯诊视，以实垦之曰：可便得愈乎？文伯曰：便愈甚易，只恐二年后不复起耳。云曰：朝闻道夕死犹可，况二年乎？文伯以火烧地，布桃叶设席，置云于上，顷刻汗解。扑以温粉，翌日愈。云甚喜。文伯曰：不足喜也。后二年果卒。夫取汗先期，尚促寿限，况不当用而用者乎？愚又尝亲见，有染瘴者，上热下寒，腰足寒痛，自谓五积散证也。便倍加麻黄，多服覆汗，竟成重虚。虽服真武汤，亦莫能救。并赘于此，使用药者详审云。

《摄生方》谓：南方男子多瘠，而妇人多肥。男子多弱，妇人多力。此亦阳泄阴盛之验也。故本土妇人不甚染瘴。若北人入岭，又当论其气血何如。染瘴之治法，大略与男子同，更当兼以豁痰调气。寻常小小不快，只用四七汤、二陈汤、小乌沉汤、枳壳散之类，或煎四物汤、木香调气散，或四物汤与参苏饮合煎（即茯苓补心汤），临病差排别换汤，便自应有效。又，妇人来南方，间受头风、脚气之疾，此所当先与疏气也。医书谓：妇人性情执着，乃多喜怒，且闷闷于闺阁中，莫由散释。医者用药多本此焉。然治瘴疟，当不出此《集》中数方也。况胎前、产后不幸而染瘴，固当只用平和之剂以和解之。《本事方》① 抑阳助阴之说，堪为病后调补也。

---

① 《本事方》：即《普济本事方》，宋代许叔微撰。该书共 10 卷，按病分为 23 门，收录 300 余方，其采方颇简要，而多发明，识精理到，语确治详，后世几视为方书之中的典籍。

校刻《岭南卫生方》中卷

岭表十说

　　岭表之俗，多食槟榔，多者日至十数。夫瘴疠之作，率因饮食过度，气痞痰结。而槟榔最能下气，消食去痰。故人狃①于近利，而闇②于远患也。此颇类北人之食酥酪。塞北地寒，食酥酪肤理缜密，一旦病疫，当汗则塞，塞而汗不得出。岭南地热，食槟榔，故脏气疏泄，一旦病瘴，当下则虚羸而本［眉批：《景岳全书》无"本"字。］不能堪，所以土人多体瘠色黄。岂尽气候所致？盖亦槟榔为患。殆弗思耳。

　　《本草》载：三人冒雾晨行，饮酒者独不病。故北人度岭，必相勉以饮酒。且迁客羁士往往醺酣以自适，

---

　　① 狃：贪图。

　　② 闇（àn）：不通晓，不了解。

30

而岭外弛①榷酤②之禁，异时酒价尤廉，贩夫役卒亦得肆意杯酌，咸谓可以辟瘴，殊不知乃瘴病之源也〔眉批：《景岳全书》作"殊不知少则益，多则滋瘴之源也"。〕。何以言之？南土暑湿，嗜酒则多中暑毒。兼瘴疟之作，率因上膈痰饮，而酒尤能聚痰饮。岭外谚曰：莫饮卯时③酒，莫食申时④饭。此诚摄生之要也。然忌夕食者，人所易晓。戒卯时酒，则多以为疑。盖岭南气候不常，虽盛夏阴雨必寒，虽穷冬日出则燠，一日之间，寒燠或屡变。要之，昼多燠，夜多寒，饮酒过度固非所宜，而卯酒尤甚。方其朝寒而饮，遇暴热则必为病也。

岭南每以暑毒为患者，盖一岁之间，暑月过半，使人难避而易犯。起居饮食，稍失节度，则为暑毒所中。

---

① 弛（chí）：通"施"。

② 榷酤：汉武帝以后历代政府实行的酒类专卖。榷，指独木之桥，引申为独占、专有、垄断；酤，指酒、买酒、卖酒和卖酒的人。西周时，周公就提出了禁酒之教，秦国在商鞅执政后也采取禁酒政策，汉初也是如此。武帝天汉三年（前98）二月"初榷酒酤"（《汉书·武帝本纪》）。应劭曰："县官自酤榷卖酒，小民不复得酤也。"垄断了酒的产销。始元六年（前81）改征税，每升酒税四钱。王莽时官酿官卖，不久废止。东汉以后以征酒税为主。唐德宗建中三年（782年）正月"复榷酤"。宋代城市置酒务，实行酒专卖。

③ 卯时：十二时辰之一，指早晨五时到七时。

④ 申时：十二时辰之一，指下午三时到五时。

其冒暑在道途间，故土人暑月则相戒勿出。且遐荒之境，道路崎岖，传舍饮食皆不能如欲。自北初至，则云不习水土而病。既还，则又谓之回头瘴。大率得之道途间冒暑气，与夫饮食居处失度也。

寒暑 [眉批：《景岳全书》"寒暑"上，有"岭南"二字。] 之候不常，尤难于调摄。凡居人与在路者，冬夏之服，皆不可缺，随其气候，速宜增减，稍缓则能致病。又，岭外海风异常，稍中人则为病。坐卧易衣，当慎之也。

岭外虽以多暑为患，而四时亦有伤寒、温疫之疾，其类不一。土人不问何病，悉谓之瘴。治疗多误，夭阏①者何可胜数！又间有一岁盛寒近类中州，而土俗素无蚕绩，冬不挟纩②，居室疏漏，未尝塞向墐③户，忽遭岁寒，则次年瘟疫必兴。医者之治瘟疫，当以本法治之，而随其风土气候，与夫人之强赢，少出入焉可也。长吏父老，当化其民俗，使有御寒之具，庶不蹈于疾疢④。

瘴疟之作，多因伏暑伤冷所致。纵非饮食冷物，即寒邪感于外，饮食伤于内也。大抵伏暑浅而寒多者易

---

① 夭阏（è）：夭折。
② 纩（kuàng）：丝绵。
③ 墐（jìn）：用泥涂塞。
④ 疢（chèn）：疾病。

治，伏暑深而热多者难治。近时北医至此，用大柴胡汤治热瘴，须是本气壮实者乃能堪之。如土人久服槟榔，脏气既虚，往往不能服寒药。然土人才见发黄，便为不治之疾，良可哀也。

北人之来岭南，婢仆多病瘴。盖劳役之人，饮食乖度，昼多冒暑，夜多寝地，又凡事不能忌慎，故先受其弊。既与之同休戚，宜加意戒之。

俚俗，有病必召巫觋①而祭鬼神。士大夫咸笑其信巫不信医。仆尝思之，此殆可悯恻，而不可以为笑也。夫民虽至愚，而孰不能趋利避害？况性命所系，晓然易见。若医者能愈人疾，彼何苦不用？盖岭外良医甚鲜，凡号为医术者，率皆浅陋。又，郡县荒僻，尤乏药材，会府大邦间有医药，且非高价不售，岂闾阎②所能辨？况于山谷海屿之民，何从得之？彼既亲戚有疾，无所控告，则不免投诚于鬼，因此而习以成风者也。近岁北医渐至，长吏父老，倘能使之转相传习，不亦善哉！

瘴类不一，而土人以痖瘴③最为危急。其状初得之即失音，不过一二日不救，［眉批：《景岳全书》"不救"上，有"即致"二字。］医者多言极热所致，或云蕴热而

----

① 觋（xí）：男巫。
② 闾阎：平民百姓。
③ 痖瘴：俗名草子瘴，指中瘴失语。

感寒所激。近见北医有用煎生附子一味愈此疾者，得非以热治热而发散寒邪乎？仆观古方，饮溪涧水中毒，令人失音，则知凡失音者，未必皆瘴也。溪涧水毒灼然有之，道路多无井饮，而濒江之民与夫舟行者，皆汲江水。其间岂无邂逅遇毒者？此行路之人所以多疾病也。若经烹煎则非生水，此厮役辈大率饮冷，故尤蹈其患。

传云：岭外多毒草，彘①食之，而人食其肉者，亦能中毒。所以北人度岭，多戒食彘。然则岭外能致疾者非一端，昧者遂皆以为瘴，不可不辨。

以上吴兴章杰

治瘴续说

继洪南游既久，愈知瘴疾不易用药，故再直述之于兹焉。若其证身热而复寒，谓之冷瘴，不换金正气散主之。若身热胸痞，或呕或噎，大便不利者，嘉禾散。若病轻而觉有积聚，兼进些少感应丸，无积者不可用。若病稍重，便不可妄为转利，当温中固下。若冬末春初，因寒而作大热者，愚鲁汤，柴胡可减。夏月因暑气者，六和汤。若身极热而头极疼，脉数者，谓之热瘴。宜用

---

① 彘（zhì）：猪。

34

挑草子法，亦不可不服药。第此证病深，最难治。盖凉药多不可用，热药须得法以用之，如附子汤冷服者是也。非极工巧以处之，则不可。若身热而汗不多，头痛未解，且与和解散。若腰以上极热，腰以下稍凉，胸膈烦渴，腰腿重疼，或大便稀滑，其脉多数，按之不实，此阳浮阴闭也，李待制生姜附子汤最妙。凡初病，则生姜附子汤能发散耳。若病经日久，汗愈多，虚烦潮上，则惟恐其不敛不降，宜用熟附、干姜、沉香，用干姜须冷服。若大便利，则不宜用沉香，烦甚少加竹茹，渴甚多加人参、北五味，咳逆加丁香、淡竹叶（此草惟广州白云后洞及惠州罗浮有之）。若烦躁而有异象眩惑，夜不安寝，可略与温胆汤，大便利者不可服。若烦渴大作，宜蜜砂丹、参砂丹、破证夺命散、既济汤或冷汤倍加人参、附子。若烦热而大便自利，小便赤多，不可以赤为热，膝胫以下稍凉，乃病邪激，[眉批：《景岳全书》"激"上，有"所"字。] 其气血俱虚，表热无以养中，故外热而内虚也，可急服姜附汤、养气丹及灸气海并足三里穴。若至于四肢厥冷，或两足冷甚、头额虚汗，或时咳逆、脉数而促，其证尤危，惟有黄牙丹、伏火朱砂丹、三建汤，能敛心液，能壮真阳，可以更生也。又有痏瘴，即热瘴之甚者。医书谓血得寒则凝①泣，得热则

---

① 凝：原作"淋"，据文义改。

淖溢，故热瘴面赤心热，舌破鼻衄，皆瘴热沸其血，涌上所致，故宜用挑草子法。甚则血上塞其心窍，故昏不能言，或但噫噫作声，即痖瘴也。治之当散其血。近有明医用麦门冬汤下黑神散，立见神效。南游之士，不可不知，亦不可不备此药也。愚前所谓涎迷心窍及舌强者，亦有之矣，却非正痖瘴，乃挟风证耳。故所取之方，当审而后用也。

咸淳丁卯①继洪书

真方不换金正气散

治四时伤寒，五种膈气，和脾胃，止吐泻，温中下痰饮，止腹痛、胀满、吞酸、噫、痞、噎塞、干呕、恶心，内受寒湿，外感风邪，身体沉重，肢节酸疼，头昏鼻塞，未分阴阳之间，尤宜服之，则气自正而病自退。及能止汗，解山岚瘴气，八般疟疾，遍身浮肿，五劳七伤，或风气所灌，手足肿痛，全不思饮食，妊妇产前后，皆可服饵。又治霍乱吐泻，心腹疼痛，脾气虚弱，脏腑时鸣，小儿脾胃不和，时气诸疾。又治四方不伏水土。凡过岭南，此药不可缺。

厚朴去粗皮，锉如韭头大，长一寸，以生姜自然汁淹一宿
半夏汤洗七次，以生姜四两取汁浸旬日，曝，候汁干为度　橘

---

①　咸淳丁卯：公元1267年。

红去白　草果子去皮，生用　藿香叶取叶，水洗　苍术去皮，米泔浸一宿，切作片子　甘草锉各三两

上，七味，先用砂锅炒厚朴令香，次入苍术炒令紫色，又入半夏炒香熟，又入甘草炒黄，又入橘红炒破，方始将藿香叶二两，斡开众药，安藿香叶在中心，用药遍盖，罨定少时，约藿香叶干，方可取出，却入草果子，同为粗散。每服二大钱，水一大盏，生姜五片，枣子一枚，煎至七分，去滓，空心服。煎时不得犯铜、铁器。

藿香正气散

治伤寒阴证，憎寒恶风，正气遂冷，胸膈噎塞，胁肋膨胀，心下坚痞，吐利呕逆，怠惰嗜卧，不思饮食。

厚朴去粗皮，姜汁炒　半夏汤洗，姜汁制　藿香叶　陈皮去白各一两　甘草炙七钱

上，锉散。每服四钱，水盏半，生姜七片，枣子一枚，煎至七分，去滓，食前温服。霍乱吐泻，加白术三两

养胃汤

治外感风寒，内伤生冷，憎寒壮热，头目昏疼，肢体拘急。及能辟山岚瘴气，四时瘟疫，脾寒疟疾。因饮食者，又可佐以红丸子。

厚朴姜炒　苍术米泔浸　半夏汤洗，姜汁制各一两　茯苓去皮　人参去芦　草果去皮　藿香去梗各半两　橘红去白三分　甘草炙一分 ［眉批：按：《局方》"凡例"云：凡方中云一分者，即二钱半也。］

上，㕮咀。每服四钱，水一盏半，姜七片，乌梅一个，煎至六分，去滓，热服。

或发冷瘴，或感寒疫者，并加附子足为十味。

红丸子

治食疟。食疟乃痰呕恶心，腹满寒热，右手寸关脉弦实，或沉滑。要之，瘴疟多因食积、气痞、痰结。此药消食下气化痰，寓广者正宜服之，但礜红、阿魏难得好者。又，阿魏虽为下积消胀之妙药，却不宜常服，及不宜于妊妇、虚人、老人。所以《易简方》① 去礜红、阿魏，最宜常服用以治疟，黄丹为衣最妙。若食积、癥癖、痞胀，得真阿魏却甚良，然亦在修合之臻志，用好

---

① 《易简方》：宋代王硕撰，1 卷。王硕，字德肤，永嘉（今属浙江）人。传从陈言学医，主张按证施药。所撰本书选方以《三因方》为基础，参考其他有关著作，于绍熙二年（1191）成书刊行。首载人参、甘草、附子、白茯苓等 30 种常用中药性味、主治。次记三生饮、姜附汤、附子汤等 30 首常用方组成及应用。最后介绍养正丹、来复丹、震灵丹等 10 种丸药处方及其适应证。本书所载方药虽不多，但能解决仓猝之病、易疗之疾，故其书盛行于世。

米醋煮陈米粉为丸，自洗米至作糊，不着水，纯使醋为妙。

蓬莪术煨　荆三棱水浸软，切片　橘皮拣净　青皮去白各五两　胡椒去屑　干姜炮各三两　阿魏　礬红各一两

上，为细末，醋糊为丸梧子大，礬红为衣。治疟疾，每服六十丸，不拘时候，生姜橘皮汤下。大病后饮食难化，及中脘停酸，用姜汤下。心腹胀满，紫苏汤下。酒疸、食疸，遍身皆黄，大麦煎汤下。酒、食积，面黄腹胀，或时干呕，煨姜汤下。脾气刺痛，菖蒲汤下。两胁引乳作痛，沉香汤下。

嘉禾散

治中满下虚，五噎五膈，脾胃不和，胸膈痞闷，胁肋胀满，心腹刺痛，不思饮食，或多痰逆，口苦吞酸，胸满短气，肢体怠惰，面色萎①黄。如中焦虚痞，不任攻击，脏气虚寒，不受峻补，或因病气衰，食不复常，禀受怯弱，不能多食及瘴疾阴阳表里未分之际，尤宜服之。

枇杷叶去毛，涂姜汁，炙令香熟　薏苡仁微炒　缩砂去皮　人参去芦　茯苓去皮各一两　石斛细锉，酒拌和，微炒　大腹子微炒　沉香锉　木香　藿香　杜仲去皮，用姜汁与

----

① 萎：原作"委"，音近而讹，径改。

酒合和涂炙，令香熟焦　随风子如无，拣紧小诃子实者，亦得
各三分　谷蘖①微炒　白豆蔻微炒，去皮　五味子微炒　桑
白皮微炒　丁香　槟榔炒　青皮去白各半两　半夏一分用汤
洗七遍，生姜一分切作片子，与半夏同捣烂，做饼子，炙黄
神曲微炒一分　陈皮三分　白术炒二两　甘草微炒黄一两半

上，二十四味，捣为末。每服二钱重，水一盏，入
生姜三片、肥枣二枚，同煎至七分，温服，不计时候。
又疗四时伤寒，能调治阴阳，使无变动，刻日得安。如
疗五噎，入干柿一枚同煎，十服见效。如膈气吐逆羸
困，入薤白三寸、枣五枚同煎，妇人亦可服。瘴疾发
热，放冷服。老人、虚人大便秘者，加蜜少许煎，冷
服。

二陈汤

治瘴疾有痰者。
半夏汤洗七次　橘皮去白各五两　茯苓去黑皮三两　甘
草炙一两

上，吹咀。每服四钱，水一盏半，姜七片，乌梅一
个，煎至六分，去滓，热服，不拘时候。

---

① 谷蘖：谷芽。

40

神术汤

治伤寒头疼、身热等证。

苍术去皮，米泔浸三日，麸炒四两　藁本去芦　川芎各
一两　甘草炒半两

上，㕮咀。每服三钱，水一盏半，生姜三片，同煎
至七分，去滓，热服，不拘时候。神效不可具述。

生姜附子汤

治岭南瘴疠，内弱发热，或寒热往来，痰逆呕吐，
头痛身疼，或汗多烦躁引饮，或自利小便赤，兼主卒中
风。

黑附子一个生，去皮、脐，切片

上，每一个作四服。每一服，水一盏，生姜十片，
煎七分，温服，不拘时候。

干姜附子汤

治瘴毒阴候，发热或烦躁，手足冷，鼻尖凉，身体
疼重，舌上生苔，烦渴引饮，或自利呕逆，汗出恶风。

大附子一个生，去皮、脐

上，每一个分四服。每一服加炮干姜二钱，水煎，
温服。取滓，再煎，服之。

冷汤

治瘴毒内寒外热，咽嗌间烦躁不解。

人参半两　大枣五个　甘草三寸　淡竹叶十四片　大附子去皮一钱

上，锉散，清水煎，放冷服。

沉附汤

治瘴疾上热下寒，腿足寒厥。

沉香磨浓汁　附子或生用或炮熟，临时随宜用之

上，用附子半两、生姜七片，煮令八分熟，入磨沉香汁，令十分熟，放冷服。此药既主上热下寒，须真个沉水香方可。虽弄沉亦不济事，况此香自有数种，既用服饵，当以滋味别之。如咀嚼而味香甜者乃性平，辛辣者性热，用者当拣择以对证。附子率用道地所产及漏篮①、侧子②之类。此固难得道地者，然起死回生之药，可以苟且耶？若是阴毒及冷瘴，但欲一时壮阳气可也。若虚热而藉以降气敛阳，倘非道地附子，宁不僭③燥？非徒无益也，却非处方者之罪。

---

① 漏篮：散生的附子。

② 侧子：附子之绝小者。

③ 僭（jiàn）：同“僭”，过分。

附子理中汤

治瘴毒内寒，自利烦渴，手足发冷，发热，烦躁，呕逆闷乱。

附子炮，去皮、脐一两　人参去芦　干姜炮　白术炒甘草炙各二两

上，㕮咀。每服四钱，水一盏半，煎至六分，食前，热服。

真武汤

治伤寒瘴病，数日以后，发热腹疼，头目昏沉，四肢疼痛，大便自利，小便或利或涩，或咳或呕者，皆宜服之。

茯苓去皮　芍药　熟附子各三分　白术炒二分

上，㕮咀。每服四钱，姜五片，水一盏半，煎至六分，去滓，食前，温服。

小便利者，去茯苓。大便利者，去芍药，加干姜二分。呕者，每服加生姜五片。《续易简方》① 云：不下利

---

① 《续易简方》：宋代施发撰，6 卷。施氏鉴于王硕《易简方》所选之方，失之过简，且认为"虚实冷热之证无所区别，谓之为简，无乃太简乎？"本书除补 160 余方外，对王硕的选方及其学术观点，作了分析与批判。但僧继洪评论本书"辨脉犹未详，攻王之辞亦有强而夺理处"。

而呕者，去附子，加生姜。然既去附子，但存三味，似于太平易，更当临时消息之。治病之法，本难遥度也。《活人书》云：太阳病，发其汗，汗出不解，其人仍发热，心下悸，头眩，身瞤动，振振欲擗地者，真武汤主之。意谓太阳经伤风，医者借用麻黄，既热不解，复成重虚，故宜术、附、芍药之类。又，《活人书》云：少阴病，二三日不已，至四五日，腹痛，小便不利，四肢沉重疼痛，自利，或呕或咳，或小便利或不利，此为水气，真武汤主之。今并赘于此，以广用药者之见闻，亦不局于偏词也。

天下受拜平胃散

治脾胃不和，膈气噎塞，呕吐酸水，气刺气闷，胁肋虚胀，腹痛肠鸣，胸膈痞滞，不美饮食。常服温养脾元，平和胃气，及辟岚瘴冷湿。病后进食，悉有神效。

厚朴去粗皮，锉　陈皮汤洗，不去白　甘草炙各三两茅山苍术去皮，米泔浸一宿五两　生姜和皮薄切四两　南京小枣去核二百枚

上，六味，用水五升，慢火煮，干捣作饼子，日干再焙，碾为细末。每服二钱，入盐少许。

如泄泻，每三钱，生姜五片，乌梅二个，盐少许，水一盏半，煎至八分服。

一方，苍术五两半，厚朴、橘皮各三两半，甘草一

44

两，㕮咀为散，加草果、乌梅各一个煎，治脾寒疟疾。

一方，加茯苓、丁香各三两，仍加生姜煎，治胃寒呕吐。

一方，加缩砂、香附子各三两，亦加生姜，治气不舒快，中脘痞塞，不进饮食。

《指迷方》加减平胃散，以朴硝、巴豆、制厚朴、苍术，药味大峻，恐非此地所宜。

又，净脾散，苦味药，皆主破积消食，宜减去三棱、莪术，增入茯苓、山药之类为妙。

《陈氏方》有云：多服食药，正如磨，快则快矣，其如薄何，用者审之。

《四时治要方》说[①]

《四时治要方》云：风疟（即瘴疟也）、食疟，多生于东南。盖谓东南乃鱼盐之乡，及多暴风，风疟宜草果饮。注云：此药用川芎、青皮、白芷发散风邪故也。又云：良姜、紫苏、青皮发散寒气，今瘴疾脉浮紧，头疼身痛，恶风寒者，乃感于凛冽暴风之候而得也，正当服此草果饮。又云：因食生冷肥腻，中脘生痰，呕逆发

---

① 《四时治要方》说：原无，据目录补。

热，遂成食疟，宜服二陈汤。

陈无择[①]治食疟，用红丸子，亦妙。

草果饮

治瘴疟头疼身痛，脉浮弦，寒热。

草果_{去皮} 川芎 白芷 紫苏叶 良姜 甘草_炙 青皮_{去白，炒各等分}

上，锉散。每服三钱，水一盏，煎七分，去滓，热服。当发日，连进三服。

四兽饮

治五脏气虚，喜怒不节，劳逸兼并致阴阳相胜，结聚涎饮，与卫气相博，发为疟疾。兼治瘴疟，最有神效。

半夏_{汤洗七次} 茯苓_{去皮} 人参_{去芦} 白术_炒 草果_{去皮} 橘红_{去白} 甘草_{减半}

上，同枣子、乌梅、生姜，并等分，哎咀，以盐少许淹食顷，厚皮纸裹，以水湿之，慢火炮，令香熟焙

---

① 陈无择：名言，以字行，宋代青田鹤溪（今浙江景宁县鹤溪镇）人。长期居住温州，行医济世。精于方脉，医德高尚，医技精良，学术造诣深邃，除从事医学理论研究之外，并多著书立说。因此，不但求医者众，而受业者更是纷至沓来。著有《三因极一病证方论》。

干。每服半两，水二盏，煎六分，去滓，未发前并进数服。

瘴疾多上热而下寒，此正张给事所谓阳浮而阴闭是也。愚尝谓寓广者，平居无疾，亦须服降气镇坠药，乃养正丹、黑锡丹。然养正丹四药，皆有利性，广地阳气常泄，稍失制度，宁免误人耶！常服不若秘传降气汤及苏子降气汤，二药均治上盛下虚。然秘传降气汤差①寒，胃弱气虚者，亦不宜多服。得病而上热下寒者，李待制生姜附子汤法最妙。《易简方》亦类。在降气汤后更云：若虚气上壅，当间以生附加生姜煎，临熟以药汁浓磨沉香，再煎一两沸。此法更良，病退而余热在上者，正宜用之。

秘传降气汤

治男子、妇人上热下虚之疾。凡饮食过度，致伤脾胃，酒色无节，耗损肾元，脾肾不和，阴阳关隔，遂使气不升降。上热则头目昏眩，痰实呕逆，胸膈不快，咽喉干燥，饮食无味。下弱则腰脚无力，大便秘涩，里急后重，脐腹冷痛。治以凉，则脾气怯弱，肠鸣下利。治以温，则上焦壅热，口舌生疮。又，脚气上攻与浮肿、虚烦，宜先服此药，却以所主药治之，无不效者。

---

① 差：比较，略微。

桑白皮炒二两　五加皮酒浸半日，炒黄　骨碎补燎去毛，锉，炒　桔梗去芦，炒黄　地骨皮炒黄　草果去皮、膜，净洗，炒黄　诃子炮，去核　半夏为末，生姜自然汁为饼，再碎，炒　枳壳汤浸，去穰，麸炒　柴胡去芦　陈皮去白，炒黄　甘草炒各一两

上，为粗散，和匀，再就蒸一伏时，晒干。每服二钱，紫苏三叶，生姜三片，水一盏，同煎至七分，食后通口服。

痰嗽，加半夏曲煎。上膈热，加黄芩煎。下部大段虚，加少许炮附子煎。如使附子，多加生姜。妇人血虚，加当归煎。

苏子降气汤

治男子虚阳上攻，气不升降，上盛下虚，膈壅痰响，咽喉不利，咳嗽虚烦，引饮头昏，腰痛脚弱，肢体倦怠，腹肚疗刺，冷热气泻，大便风秘，涩滞不通。

前胡去苗　厚朴去皮，姜汁制　甘草炙　当归各二两肉桂去粗皮　陈皮去白各三两　半夏汤洗五两

上，七味，呚咀，并苏子（但苏子极难得真的，细而香者方妙）五两炒，共成八味。每服四钱，水一盏半，姜五片，枣一个，煎六分，去滓服，不拘时候。

乐令黄芪汤

治岭南瘴毒，发热烦躁引饮，大便不通，小便赤涩，或狂言内热，神昏不省人事。

半夏汤洗七次七钱半　白芍药炒　前胡去芦　桂心去粗皮　黄芪蜜炙　白茯苓去皮　人参去芦　细辛去叶，洗　当归去芦　麦门冬去心　陈皮去白　甘草炙各一两

上，吹咀。每服四钱，水一盏，姜四片，枣一个，同煎至七分，去滓，微热服，不拘时候。

李待制柴胡散

治寒热。

柴胡去芦一两　半夏汤洗一分　桂心去粗皮二钱　白芍药一钱　甘草炙一钱半

上，为细末，加姜七片、枣一个，水煎，温服。寒热欲退，便止此药。

参苏饮

治伤寒发热，头疼体痛，及瘴疟壮热，其脉弦紧，按之不绝，热而头痛。

前胡去芦　人参去芦　紫苏叶　茯苓去皮　半夏汤洗　干葛各三分　枳壳煨，去穰　陈皮去白　桔梗去芦　甘草各半两

49

上，哎咀。每服四钱，水一盏半，生姜七片，枣子一个，煎至六分，去滓，不以时候服。

兼治痰气上壅，咽喉不利，哮呷有声，气急短急，上盛下虚，宜加木香半两。目睛痛，加川芎煎服。

凡阳气常泄得疾者，虽身热而亦多内寒，正得经所谓身热未已，寒病复始。又，王叔和云有热不可太攻之，热去则寒起是也。所以瘴疾热多者，并单发热者，《摄生方》《卫生方》皆以为病深而难治，参苏饮有不当服者。且如脉虚内弱，烦躁而热，《卫生方》治以冷汤、生姜附子汤，甚效。愚尝于湟川，遇周医者，云：近日二三之证热甚，大用附子、干姜、沉香，煎令冷服，皆一服热去，次日有拉区区治热瘴者，用生姜附子汤不效。如周之说，用干姜顿愈。此固未敢许人以为法，明医当自会用之，不可执着以治寒热也。

芎苏散

治伤寒瘴疾，头疼身热，烦渴引饮，其脉洪实。

川芎去芦七钱　紫苏去梗　茯苓去皮　柴胡去芦　干葛各半两　半夏汤泡七次六钱　陈皮去白三钱半　桔梗生二钱半　枳壳炒，去瓤　甘草炙各三钱

上，十味，哎咀。每服三钱，生姜三片，枣子一个，煎服。

50

愚鲁汤

治伤寒瘴疾，头疼发热，其脉洪实。

北柴胡_{去芦}　南人参_{去芦}

上，等分，㕮咀。每服三钱，姜三片，枣一枚，热服无时。

地黄薄荷汤

治伤寒热瘴，头疼足热，发渴烦躁，其脉洪实，不呕不泻。

生地黄根　生薄荷叶

上，二味，不以多少，净洗，砂钵内捣烂，取自然汁，入麝香少许，进华水调下。如觉心间顿凉，不须再服。

五积交加散

治受瘴之初，便欲分为寒热者。早服此药，可以截住。

生料五积散　人参败毒散_{二药等分}

上，和匀。每服四钱，水一盏半，生姜五片，枣子一枚，同煎至八分，去滓，温服，不拘时候。

截瘴散

治瘴疾。或先寒后热，或先热后寒，或三日、两日
而发，或间日、连日而作。

常山鸡骨样者，良　茯神去皮、木　肉桂去粗皮各等分
甘草减半

上，为锉散。每服秤半两，用时酒一大半碗浸一
宿，于当发日早晨，空心，冷服。服后未须吃热物、热
汤，滓再浸，临发时再服。忌葱、蒜、韭、羊肉、鱼
腥、鲊①面、生冷果子、一切毒物，避风寒，戒房室。

一方，治证同前。

常山三寸　甘草二寸　槟榔　乌梅各二个

上，为散。当发绝早，以酒半碗，于银磁铫内煎，
俟放冷，空心服。临发时又煎服，忌口如前。以上两
方，须是经两三日发后方服。

常山乃瘴疟要药。李待制云：欲去根本，非常山不
可。此说最当。今人不问当服、不当服，悉以伤气为
词，疑而不用。愚尝谓瘴疟之常山，喉风之巴豆，伤寒
之麻黄，内积之硇砂，合使而不使，厥疾不瘳。毋疑。
如上二方，并有神效，其功正在常山。但一方用肉桂，
一方用槟榔。槟榔消积除痰，肉桂解表通脉，稍知医

---

① 鲊（zhǎ）：用腌、糟等方法加工的鱼类食品。

52

者，必能择用之。皆宜冷服，盖恐常山能吐人。此亦犹《活人书》云：治疟之法，无以过之也。

瘴疟丹

治癖疟、食疟。癖疟者，胸胁间有气癖一块，或因喜怒而得，或因积聚而得之。食疟者，因饮食伤脾而为疟也。

常山　缩砂仁　三棱　莪术各等分

上，四味，同炒为末，姜汁打糊丸，如梧桐子大。当发前一日，冷酒吞三十丸，次早又服瘴疟方，此为妙。

七枣汤

治五脏气虚，阴阳相胜，乍为瘴疟，寒多热少，或但寒不热，皆可服。

大附子一个，炭火中炮，后以盐水浸，再炮再浸，如此七次，即去皮、脐用

上，锉散，水一盏，姜七片，枣七个，煎至八分，当发早晨，空心，温服，仍吃三五个枣子，忌如常法。陈无择云：《良方》中用乌头，兼不用盐水浸，不特服之偾燥，亦不能分利阴阳。其说有理，用者知之。

《摄生方》治痖瘴方

铜青　石绿各一两

上，研为末，用水调生面为丸，如鸡头大，每服一丸，新汲水磨下。

稀涎饮

治风涎迷于心窍，口不能言，形痴如醉。

猪牙皂角四条肥实不蛀者，去皮弦　晋矾光明者一两

上，细末研均，轻者半钱，重者三字匕，温水调灌下，少顷吐下冷涎便醒，次缓以调治。昏不知人者，灌下药不可过多。

正舌散

治风痰为患，舌本强而不言。

蝎梢去毒一分　茯神去心、木，炒一两　龙脑薄荷晒干二两

上，为细末。每服二钱，温酒调下，更以擦牙颊间。

脾约丸

治肠胃燥涩，津液耗少，大便坚硬，或秘不通，脐腹胀满，腰背拘急，及有风人，大便结燥。又治小便利

数，大便因硬而不渴者，谓之脾约。此药主之。

麻仁_{别研五两}　枳实_{麸炒}　芍药　厚朴_{去粗皮，姜汁炒}_{各半斤}　大黄_{蒸焙一斤}　杏仁_{去皮、尖，炒，研五两半}

上，为末，炼蜜丸如梧桐子大。每服二十丸，食前，温饭汤下。

宽气汤

利三焦，顺脏腑，治大便多秘。

香附子_{六两}　砂仁_{一两}　天台乌药_{去心，取肉二两}　甘草_{炒一两一分}

上，锉散。每服一钱，橘皮汤下，不拘时候。

蜜煎导法

治伤寒瘴疾，自汗及发汗后，津液内竭，大便不通，此不可攻之，惟宜此药。

用上好蜜四两，于铫内慢火煎煮，搅之勿令焦着，俟稍饧①餹②状可以捏丸，却取水为挺，如拇指大，约长二三寸，令一头锐，乘稍热纳入谷道中，以手抱住。如

---

①　饧（xíng）：糖稀。
②　餹：原指饴糖，后作糖的通称，也作"糖"。

未即效，更用一枚，火上略炙，使温用之。《严氏方》①蜜三合入猪胆汁二枚，在内同煎，仓卒无胆，只如前方亦可。一方入皂角末半两。皆可随病浅深而取用也。

乌梅木瓜汤

治酒食过度，中焦蕴热，烦渴枯燥，小便并多，遂成消中。兼治伤寒瘴疾作渴。

木瓜去皮、穰　乌梅打破，不去仁　麦蘖②炒　甘草　草果去皮各半两

上，锉散。每服四大钱，水一盏半，姜五片，煎七分，去滓，温服，不拘时候。

---

①　《严氏方》：即《严氏济生方》，又名《济生方》。宋代严用和撰。原书共 10 卷，有论治 70 篇，方约 400 首；咸淳三年（1267）又写成《续方》，收前书未备之医论 24 篇，方 90 首。二书后均散佚，现在版本为辑复本：一是清纪晓岚从《永乐大典》中辑出的八卷本《济生方》，有医论 56 篇，收方 240 余首，内容或缺论，或缺方，或少药，或论不对题，残缺较甚，1956 年由人民卫生出版社出版；一是根据《医方类聚》《普济方》等多种医书，并参照日刊本《济生方》等重新整理，将《济生方》与《续方》合二为一的辑复本，有医论 85 篇，方 520 首，内容较前一版本充实完整，基本接近原貌。1980 年由人民卫生出版社出版，名《重订严氏济生方》。

②　麦蘖：麦芽。

破证夺命散

治伤寒瘴疾，阴阳证候不明，或误投药，致病垂困，烦躁发渴，及妇人胎前、产后受热瘴等疾。

好人参去芦一两

上，水二盏，于银石器内，煎至一盏，以新水沉之取冷，一服而尽。若鼻上有汗滴，尤妙。

温胆汤

治大病后虚烦不得睡。兼治心胆虚怯，触事易惊，或梦寐不祥，或异象眩惑，遂致心惊胆慑①，气郁生涎，涎与气搏，变生诸证，或短气悸乏，或复自汗，或四肢浮肿，饮食无味，心虚烦闷，坐卧不安，悉能主之。

半夏汤泡　枳实炒各一两　橘红一两半　甘草四钱　茯苓去皮三分

上，㕮咀。每服四钱，水一盏半，姜七片，枣一个，竹茹一块，煎至六分，去滓，食前，热服。竹茹，即刮竹青也。

异功散

瘴疟后，调胃进食，顺气化痰，不冷不燥，功效

---

① 慑：恐惧，害怕。

尤多。

人参去芦　茯苓去皮　白术面炒　陈皮各等分　甘草炒减半

上，咬咀。每服二钱，水一盏，生姜五片，枣二个，煎七分，温服。若胸膈痞闷，不嗜饮食，脾胃虚寒，素有痰饮，去甘草，加枳实、半夏等分，名六君子汤，如前煎服。

小乌沉汤

调中快气，治心腹刺痛。

乌药去心一两　香附子沙盆内淅①去皮毛，焙干二两　甘草一分

上，为细末。每服一钱，入盐少许，沸汤点服，不拘时。

大养脾圆

补养脾胃，进美饮食。

干姜炮　缩砂去皮各二两　白茯苓去皮　人参去芦大麦蘖炒各一两　白术半两　甘草爁②一两半

上，为细末，炼蜜和圆，每两分作八圆，每服一

---

① 淅：用水淘洗。
② 爁（làn）：烤炙。

58

圆，细嚼，生姜汤送下。

二气香薷饮

治一切暑毒。

香薷净叶　黄连去须　厚朴各二两　生姜四两

上，先将生姜取汁，同黄连、厚朴于银磁器内腌一宿，炒令厚朴紫色为度。每服四钱，于银磁铫内，以水一碗煎至八分，入酒少许再煎二三沸，冷服。暑毒作痢，先以此药吞下，加巴豆感应丸，荡涤暑毒。如未全瘥，却再服痢药。此理甚妙。

缩脾饮

解伏热除烦渴，消暑毒止吐利。霍乱之后，服热药太多，致烦躁者，并宜服之。

白扁豆去皮，炒　干葛各二两　草果煨，去皮　乌梅去仁，不去核　缩砂仁　甘草炙各四两

上，㕮咀。每服四钱，水一大碗，煎八分，去滓，以水沉冷服，以解烦。夏月常服，或欲热欲温，任意服。代熟水饮，极妙。若伤暑，发热头疼，宜用此药兼消暑圆服之。

龙须散

治中暑迷闷，不省人事。暑月代一切暑药，亦可。

奴仆出入，此药尤便。

白矾一两生用　甘草炙一两半　五倍子　飞罗面　乌梅去仁，不去核各二两

上，五味，为细末。每服三钱，新汲水调下。如泄泻霍乱作渴，一服即愈

六和汤

治夏月冒暑伏热，心脾不调，霍乱吐泻，或疟或痢，或咳嗽。广南夏月瘴疾，冷热未分，烦躁口渴，正宜服之。

人参去芦　缩砂仁　甘草炙　杏仁去皮、尖　半夏汤洗七次各一两　白扁豆姜汁略炒　赤茯苓去皮　藿香叶拂去尘　木瓜各二两　香薷去梗　厚朴姜汁制各四两

上，十一味，锉散。每服四钱，水一盏半，生姜三片，枣子一枚，煎至八分，去滓，不拘时候服。热燥者冷服，肚痛泄泻者温服，夏月无疾亦宜服。

冷香汤

治夏秋暑湿，恣食生冷，遂成霍乱，阴阳相干，脐腹刺痛，胁肋胀满，烦躁引饮。感瘴虚热，胸膈不利，或呕或泄，并宜服之。

良姜　檀香　甘草炒　附子炮各二两　丁香二钱　川姜炮三分　草豆蔻五个煨

上，七味，锉散。每服四钱，水二盏，煎至一盏，去滓，贮瓶内，沉井中，待冷服之。一方，有草果，无草豆蔻。

五苓散

治伤寒瘴疾，感暑中湿，小便不利，头疼身热，烦躁发渴等证。夏月主治尤多。第能伐肾气，下虚者不可过服。

木猪苓去皮　赤茯苓去皮　白术去芦各一两半　肉桂去粗皮一两

上，为细末。每服三钱。夏月背寒头痛，发热无汗，小便悭①涩，浓煎连须葱白汤调，乘热服冲，令额上有汗为效。或只用百沸汤调，热服，及续啜热汤冲，令汗出，或冒暑极热之际，新汲水调亦可。

热瘴痢疾，小便不利者，并用熟水调之。

大便水泻，小便不利，加车前子末煎沸汤服，不宜过多。

瘀热在里，身发黄疸，浓煎茵陈汤调下。

一方，加辰砂末，尤治蕴热心烦。毛崇甫因母病孝诚感于北辰，梦授此药，亦可谓神方也。但五苓散用桂，正如小柴胡汤用人参、大承气汤用厚朴、备急丸用

———————

① 悭（qiān）：缺欠，短。

干姜之类，欲其刚柔相济，亦存攻守之意也。故方书谓五苓散无桂及隔年者，俱不可用。近者铺家有去桂五苓散，不知者为其所误。如去桂而入人参，却谓之春泽汤，治烦渴有效。

消暑圆

大解暑毒，治中暑烦躁闷乱，或欲绝者。

半夏一斤锉成两片，甚小者不必锉，醋五升，煮干　茯苓去皮半斤　甘草生半斤

上，为细末，姜汁作糊丸，如梧子大。每服百圆，熟水咽下。此药合时，须用好醋煮半夏，生姜自然汁煮糊，勿杂生水，臻志修治，极有神效。中暑为患，药下即苏。伤暑发热头疼，用之尤验。夏月常服，止渴利水，虽多饮水，亦不为害。若痰饮停滞，或为饮食所伤，并用姜汤咽下。入夏之后，不可缺此，应是暑药皆不及此。

黄龙丸

治丈夫、妇人伏暑发热作渴，呕吐恶心及年深暑毒不瘥者。

黄连去须，锉二十四两　好酒五升

上，黄连以酒煮干为度，研为细末，用面水煮糊搜和为丸，如梧子大。每服三十丸，熟水吞下。

又疗伤酒过多，脏毒下血，大便泄泻，用米饮吞下，空心，食前，日二服。一法，以银铫盛酒药，置于锅内汤中煮，尤佳。近日医家，名酒蒸黄连丸。

霍乱吐泻者，乃挥霍变乱之候也。仓卒难得对证药，所以多致杀人。寻常须是预制下药始得。

一法，只偷解病人头缯①，以百沸汤一大呷泡汁，令病人顿服，却勿令病人知是物，神效。

木瓜汤

治霍乱吐下不已，举体转筋，入腹闷绝。

木瓜去穰②一两　吴茱萸汤洗七次，炒半两　茴香炒甘草炙各二钱半

上，锉散。每服四钱，水一盏半，生姜三片，紫苏十叶，同煎至七分，去滓，温服无时。

良姜香薷汤

治伏暑伤冷，致作霍乱。

陈皮去白　藿香叶　香薷叶　甘草炒　生姜和皮　良姜　枣子去核　紫苏叶　木瓜去穰各等分

上，锉散。每服三钱重，煎服。

---

① 缯（zēng）：丝织品的总称。

② 穰：同"瓤"。下同。

一方，用木瓜、香薷、高良姜等分，煎服。

一方，用藿香叶、良姜、木瓜各半两，水二盏，煎一盏，服。

一方，用胡椒、绿豆各四十九粒，同研破，水煎服。或为末，木瓜汤调下，如神。

一方，以平胃散、五苓散等分，和为一处，热汤调下。若霍乱烦躁发渴，随意饮浸冷香薷散或缩脾饮，病去药除，不宜过多。若食冷物，致令霍乱，不渴不烦，理中汤主之。若霍乱，手脚转筋不已，急取大蓼①数茎，浓煎汤，如法淋洗，仍取浓煎汁先服，乃效。若心腹筑痛，欲吐不吐，欲下不下，谓之干霍乱，甚能杀人，宜用盐汤三升顿服，却以手抉口中令大吐，更服更抉吐之，痰物俱尽，然后服以理中汤。大率霍乱，脉浮洪者生。若脉微气少，默不欲言者，恐亦难保。

断下汤

治赤白痢及休息痢。瘴后患痢，亦宜此药。

草果连皮一个　白术面炒　茯苓各一钱　甘草半钱

上，㕮咀，用大罂粟壳十四枚，去筋膜并蒂蒂，剪碎，用醋腌，炒燥为粗末，同前作一剂，水二大盏，姜七片，枣子、乌梅各七个，煎至一大盏，分二服服之。

---

① 大蓼：（1）荭草之别名。（2）马蓼之别名。

赤痢加乌头二七粒，白痢加干姜半钱。若伏暑致痢者，先以香薷饮吞下加巴豆感应丸。小便不通，用五苓散吞下，然后服此药。若瘴后因食物忤脾胃，壮毒气，致腹痛而痢，必有积物，须服苏合香丸，加感应丸少许（气虚者，却不宜服），荡涤后服此药。古方谓痢乃滞下，又云：无积不成痢。如此乃宜先荡涤，不然则积无由去。瘴后痢疾，又有气虚脏寒而患者，却不可更加荡涤，宜服养脏汤乃吞下震灵丹、玉华白丹等理中之剂。

养脏汤

治大人、小儿肠胃虚弱，冷热不调，脏腑受寒，下痢赤白，或大便脓血，有如鱼脑，里急后重，脐腹疗痛，日夜无度，胸膈痞闷，胁肋胀满，全不思食。又治脱肛坠下，酒毒便血，诸药不效者。

罂粟壳去蒂、盖，蜜炙三两六钱　木香一两四钱不见火　诃子皮一两二钱　川当归去芦，洗，焙　人参去芦　白术炒各六钱　白芍药一两六钱　肉豆蔻面裹煨一两　甘草炙　肉桂去粗皮各八钱

上，为粗末。每服二大钱，水一盏半，煎至八分，去滓，食前温服。老人、孕妇、小儿暴泻，宜急服之，立愈。忌酒、面、生冷、鱼腥、油腻等物。如肠腑滑泄，夜起久不瘥者，可加炮附子三四片煎服。此药神效，不可具述。

变通圆

治赤白痢。

吴茱萸拣净　黄连去须并芦，锉骰子块

上，等分，一处以好酒浸透，取出各自拣焙，或晒干为细末，面糊丸梧桐子大。赤痢用黄连丸三十粒，甘草汤下。白痢用茱萸丸三十粒，干姜汤下。赤白痢各用十五粒相合并，以甘草干姜汤下。

痢疾不纳饮食，谓之禁口。医者但知其危笃而畏缩，更不究其所致危笃之由，故多不救，良可愍①哉！《易简方》谓宜用四柱散、理中汤、参苓散，加肉豆蔻、木香辈，或咽震灵丹等药。何乃王德肤知其一而未知其二耶？盖古方有用清心压毒药者，有用生胃进食药者，岂可执一律以治之？如诊而知其脾胃脉不弱，问而知其头疼心烦，手足温热，未尝多服凉药，此乃毒气上冲心肺，所以呕而不食，宜用败毒散。每服四钱重，陈仓米一百粒，姜三片，枣一枚，水一盏半，煎至八分，去滓，温服。又方，用石莲子槌碎去壳，留心并肉，碾为细末，亦用陈米饮调下。若其脉微弱，或心腹虚膨，或手足厥冷，初病则不呕，尝服罂粟、乌梅及苦涩凉剂，或饮草药已多，早晨未食先呕，或才闻秽气即呕，不思

————————

① 愍（mǐn）：怜悯，哀怜。

饮食，此乃脾胃虚弱，却可信《易简方》之言。然别有一方，尤为易简也。一味山药锉如小豆大，一半银瓦铫炒熟，一半生用，同碾为末，米饮调下，自有奇效。又尝观前辈痈疽方，治呕而不食，亦有二说：毒气攻心者，却以乳香、绿豆粉作内托散治之；如脾胃虚弱者，用嘉禾散、山药圆治之。若胸中更有活法，裁其方，为禁口痢用，又何患不收功于危笃耶？

五皮散

治脾虚气滞，头面、四肢、脐腹肿满。又治瘴疟饮水过度，或食毒物，忤脾触气，乃成肿疾。

大腹皮　桑白皮　茯苓皮　生姜皮　陈橘皮各等分

上，为锉散。每服四钱，水一盏半，煎八分，去滓，热服。病在上食后，病在下空心，忌生冷餈①糕、毒物。

实脾散

治脾虚浮肿。瘴后肿满，亦宜用之。

大附子一个　草果仁　干姜各二两　大腹子六个连皮
木瓜一个去穰，切片　甘草一两

---

① 餈（cí）：稻饼，糍粑。以糯米为主要原料，制法和名称各地不尽相同。

上，用水于银磁器内同煮干，一半以手擘开，干姜心不白为度，不得全令水干，恐近底焦，取出锉焙为末。每服三钱，空心，日午，沸汤点服。

《百一选方》① 治膨胀用嘉禾散、四柱散等分，合和煎服，常用以治头面、四肢肿者亦效。又，嘉禾散治肿甚效。

三生饮

治痰厥、饮厥及气虚眩晕，或似卒中，口眼㖞斜，咽喉作声。

天南星一两　川乌头　生附子各半两　木香一分

上，㕮咀。每服半两，水二盏，姜十片，煎至六分，去滓，温服。

一方，气盛人只用南星八钱、木香一钱，加生姜十四片，煎作两服，名星香散。

一方，气虚人用生附子、木香、生姜，亦如前数煎服，名附香饮。《易简方》谓用天雄代附子亦妙。痰涎

---

① 《百一选方》：即《是斋百一选方》。宋代王璆撰，20卷。原刊于1196年。日本宽政十一年时，日人千田恭（子敬）以其所藏抄本与荻子元所藏元刻本互校，并补入《医方类聚》中王璆选方编成。全书共三十一门，重点介绍各科病证的治疗方剂。选方1000余首。包括男、妇、小儿各科病证的成方、单方。大多为作者见闻所得或辑录于有关文献的验方、效方。

68

壅甚者，每服加全蝎五个，仍服黑锡丹镇坠。或口禁用细辛、皂角末少许，或半夏末吹入鼻中，候喷嚏得少苏，却急进药。

一方，附子、天雄、川乌头各一两，木香半两，姜、枣煎，更入磨沉香水服，六脉俱虚者可用之。若挟热中风者，不宜三生饮。《续易简方》非之颇当。

以上治痰、治肿、治痢数方，皆为瘴后复证而设。所谓复证，岂非伤寒坏证之劳复、食复与夫阴阳易之类乎？古方有云：伤寒复证，乃病家不善调摄之过。即此证也。且如外方疟疾，视它病尤难调摄。况汪南容有言：瘴病后调摄，又倍于外方之难。如此则瘴后岂容不谨？若夫病中不戒酒肉，时渴饮水，宁免忤脾胃壮毒气，得不变为肿满、泄痢、呕逆乎？又，病后脾气未快，邪气未绝，恣意饮食与夫酤酒市脯，色色无忌，岂不积而作痢，聚而作痰，浮而作肿？治其肿则宜实脾快气，可于嘉禾散、小乌沉汤、五皮散、实脾散中详酌用之，切不可服章柳、芫花下水之剂，虽降气汤亦不可轻服。嘉禾散自制至妙，或宜加姜、附等煎之。大概合补脾而使气快，脾克肾则纵有水亦不能为害。诸肿疾脐凸肿，手足无纹，满腹青筋，腰肿阴肿，其脉沉细，皆为难起。治痰则宜理气壮胃，然痰证为喘、为咳、为呕逆、为麻木、为痞膈，悉当随证施治。三生饮治卒暴痰厥、眩晕等证，若遗溺、手散口开者，亦难取效。泄痢

69

能饮食而脉微小者，犹庶几。若脉浮洪而大，鲜有不毙。汪子迪所谓瘅体先虚，虚不宜利者是也。治瘅后痢本难立方，当求明医察其脉证以处之。如前数药皆虽良剂，亦不过备急而已。临时加减，通医者必能反隅。如此等证，皆由病瘅不善将理而得之。岂可更轻生不信戒忌乎？岂可不急求医脉尚服草药乎？若犹因循而致困顿，是虽良医，亦未如之何。

玉屏风散

治虚弱人腠理不密，易感冒于风寒。

防风一两　黄芪蜜炙　白术各二两

上，㕮咀。每三钱重，水一盏半，枣一枚，煎七分，去滓，食后热服。

实表散

治腠理不密，易致感冒，先服此药，则感冒自然解散。

附子炮，去皮、脐　苁蓉酒浸一宿，焙干　细辛去叶五味子各等分

上，为粗末。每二钱，入黄芪建中汤三钱，如法煎服。

香苓汤

暑月至要之药。

香薷一斤半　茯苓去皮　陈皮　干姜炮各二两　甘草五两　厚朴一两姜制

上，为细末，入盐少许，沸汤调服，不拘时。

续附蛇虺①螫②蜃③诸方

　　五岭之南，不惟烟雾蒸湿，亦多毒蛇猛兽，故前贤有诗云：雾锁琼崖路，烟笼柳象州，巴蛇成队走，山象着群游。又编类集及岭外代答本草诸书，备言广郡多蛇虺、蜈蚣。愚既表出瘴疠论方，又不得不附治蛇虺螫蜃数方以济人之缓急。尤当谨者，夜起不可仓卒及不可无灯，又不可不穿鞋袜。尝闻有人中夜下榻，而蜈蚣偶栖其鞋上，足一触之，连咬数口，呻吟苦痛，经旬日后，方得香白芷、雄黄末服之，蓝靛汁傅④之乃愈。又闻有夜急登厕者，遇蛇伤其肛门，且不晓药，毒中脏腑，坐

---

　　① 虺（huǐ）：古称蝮蛇一类的毒蛇。通常指土虺蛇，色如泥土。

　　② 螫：毒虫或蛇咬刺。

　　③ 蜃（nì）：同"䘌"。虫食病。

　　④ 傅：通"敷"。

72

受其毙。张季明①《医说》②载一村妇忽卒吹火，不知火筒中偶有蜈蚣，惊迸窜入喉，致下胸臆，悲泣求救，傍人云：可讨小猪儿一支，断喉取血（一说，鸡血尤妙），令妇人顿吃，须臾更灌生油一口，遂恶心，其蜈蚣滚在血中吐出，继与雄黄，细研，水调服遂愈。又载：有人为蝮所啮，致遍身皮胀，口吐黄水，良久闷绝，一道人以新汲水调香白芷末二钱，灌之立苏，再服即愈。道人云：法当以麦门冬汤调服，今仓卒以水代之亦效。《本草衍义》③载有被蛇伤而昏困者，一僧以五灵

① 张季明：即张杲。南宋歙县人。出生于名医世家，伯祖张扩是北宋享誉全国的杏林高手，祖父张挥和父亲张彦仁的医术也相当高超。张杲少承家学，其志愿是从南宋以前各类文史著作和其他杂著中钩稽医学典故及传说，收满1000条，加以整理成书，传达后世。1189年，这部著作的初稿完成，以后又经过36年的增补修订，于1224年定稿并刊刻，取名为《医说》。另撰有《秘方奥旨》一书，专门搜集古代禁方和秘方，具有较高的参考价值。

② 《医说》：宋代张杲撰，全书凡10卷，49门，论涉医书、针灸、诊视、养生等方面，内容丰富，涉及面广。所集资料注明出处，多可依据。是我国现存最早的医史传记。

③ 《本草衍义》：宋代寇宗奭撰。本书对各家本草作了详尽的辨证考释，并参酌著者在本草方面十余年来所积累的经验撰辑而成。全书共20卷，首列序例3卷，后列药物约470种。该书论药，采用了类似笔记的形式，主要是补充旧本草未备之言。对于每个具体药物来说，其内容主要为产地、形态、采收、鉴别、炮制、制剂、性味、功效、主治、禁忌等。

脂一两、雄黄半两为末，酒下二钱遂苏。凡遭蛇虺、蜈蚣、蝮蝎等伤，急取香白芷、雄黄末、靛花生蓝汁之类，且服且傅①，立有功效。或便得白矾，火上炙熔，滴在所伤处，解其毒亦可也。治虎犬咬，亦宜以白矾末掺疮封裹之，自愈。一方，用醋煮白矾，治蝎伤。盖醋主收敛，不使毒气散漫也。又，蛇伤者只以蛇蜕皮一片，贴在伤处，就灼艾三五壮，引去毒气。《朝野金载》②云：凡恶虫所螫，马汗入疮，可取艾灸其伤处，即此法也。非蛇伤却不必蛇蜕。蜈蚣伤，鸡冠血及鸡屎涂亦可。又法，捉大蜘蛛一枚，纵其啮所伤处，候吮其毒，蜘蛛困闷自落，却滴冷水数点以治之。如觉未愈，更捉一枚啮之，使毒气净尽也。一法，治蛇入口并七孔中者，割母猪尾，沥血于口中并孔中即出。一法，治卒为蛇绕不解，用热汤淋之。若仓卒无汤，令人尿之。一方，治赤蜈蚣毒，用桑枝汁同盐擦痛处，或熔蜡于痛处，肉赤为度。又方，用皂角于咬上炷艾灸，热则去

---

① 傅：通"敷"。

② 《朝野金载》：唐张𬸗撰。原本《新唐书》作 30 卷，《宋史》作 20 卷，今存 6 卷。是书记唐初至开元间事共 367 条，约 65000 余字，其中武则天朝事居十分之七。所记人物、典章、习尚及异闻等多出于亲历，对武氏政治多所揭露，较有参考价值。《新唐书》《资治通鉴》均猎其资。内有神异故事，间有天宝至宝历间事窜入，乃后人伪托。

之。一方，治蜘蛛飞丝入口，用紫苏叶不问旧新，嚼之即愈。癸亥续此于封川。

集验治蛊毒诸方

凡蛊毒有数种，曰蛇毒、蜥蜴毒，虾蟆①、蜈蚣、草毒，皆是变乱元气也。有人固造作之者，即谓之蛊。多因饮食内而行之，与人患祸。患祸于他则蛊主吉利，所以蠹害之徒畜事之。人中其毒者，心腹绞痛，如有物啮，或吐下血，皆如烂肉，或好卧暗室，不欲光明，或心性反常，乍嗔乍喜，或四肢沉重，百节酸疼，或乍寒乍热，身体习习而痹，胸中满闷，或头目痛，或吐逆不定，或面目青黄，甚者十指黯黑，诊其脉缓大而散，皆其候也。然其毒有缓有急，急者仓卒，或数日乃死，缓者延引岁月，游走肠内，蚀五脏尽则死。治蛊方药甚多，今但取其简而易，用之已验者耳。

验蛊毒法

令病人唾于水内，沉者是蛊，浮者即非。或令含黑豆验之，若豆胀烂皮脱则是蛊，不脱则非。又，初虞世方云：嚼黑豆不腥，嚼白矾味甘，皆中毒之候也。

---

① 蟆（má）：同"蟆"。

归魂散

凡初中蛊在膈上者，当用此药吐之。

白礬　建茶各一两

上，二味，为细末。每服五六钱，新汲水调下顿服。一时久当吐毒出，此药入口其味甘甜，并不觉苦味者是也。

雄朱丸

解诸中毒。

麝香一分别研　雄黄别研，水飞过　朱砂别研，水飞过赤脚蜈蚣微炙，去足　续随子各一两

上，为细末，入雄黄、朱砂、麝香研匀，以糯米煮粥，和丸如鸡头。每服一丸，热酒吞下，毒当与药俱下。

凡病人服药吐利之后，犹觉前后心刺痛拘急，咽中茆刺者，此是服吐利药之候也。更不须再服利药，但服桔梗散自然平愈。

桔梗散

桔梗去芦，味苦者不拘多少，锉细，微炒

上，为细末。每服三钱，米饮调服，不拘时候。此药不吐不利，加之易为收买，多服者有益。如服吐利药

而后日两三服，使毒气日渐消散，不致再发动也。

佛说解蛊毒神咒

出《大藏经》①。凡在旅中饮食，先默念七遍，其毒
不行。咒曰：

姑苏啄，摩邪啄，吾知蛊毒生四角。

父是穹窿穷，母是舍邪女，眷属百万千。

吾今悉知汝，摩诃萨摩诃。

一法：每日或所到处，念"药王万福"四字一七
遍，亦验。

灸蛊毒法

当足小趾尖灸三炷，即有物出（酒上得者酒出，肉
菜上得者肉菜出，饭上得者饭出）。

治马蟥蛊毒

觉是此物，先念解蛊毒咒，次饮生蜜，其毒化为
水。凡中一切水族之毒，以蜜或饮或涂伤处，立解。

---

① 《大藏经》：又称《一切经》《契经》《藏经》或《三藏》。
包括经、律、论三个基本部分。《大藏经》的编纂始于释迦牟尼涅
槃不久，弟子们保存他的说教，统一信徒的见解和认识，通过会议
方式的结集，形成一致公认的经、律、论内容。其后又增加有关
经、律、论的注释和疏解，成为卷帙浩繁的四大部类。

解百药毒方

油煎大甘草成寸　油煎柏叶蒸过方煎，如向上者不用

上，二味，觉中毒急咀嚼，常服亦得。

又治蛊毒挑生及蒙汗诸中毒神效诸方

蛊毒之害，应人饮食可以中人。其候腹大胀紧如石，面目青黄，小便淋沥，或泻血，或吐而喉中妨闷，有如刀刺。

一方，川升麻　桔梗去芦　瓜蒌根各一两

上，为粗末。每服二钱，水一盏，煎六分，去滓服，不拘时候。

一方，土瓜根如大拇指大，长三寸，锉碎，以酒一盏浸一宿为一服，吐出即愈。

一方，皂角长一尺者，去黑皮并子，用酒一大盏，浸一宿方去滓，空心服。

一方，败鼓皮烧为末，酒调二钱服之。凡中蛊毒，皆是昏睡不省人。用此方，能言下药人姓名，极验。

一方，桃树上的寄生三两为细末如点茶，每服一钱，不拘时候。

一方，蚕蜕纸（是出蚕子了纸也。此药宜令常随行以备急用）不拘多少，用清油纸烛烧为灰，研极细。稍觉中毒，虽面青脉绝，腹胀吐血口噤，速以新汲水调一

钱频服，即活。若彼蒙汗昏昧如醉，此药下咽即醒。

一方，茶芽_焙 生甘草 生白礬_{乳钵研}

上，各等分，为细末。每服一钱，以新汲水调下。若中毒一月，其毒自大便下。若中蛊毒，即吐出肉块，次服补药，生糯米粉以乌猪胆汁为丸，如梧桐子大，每服三十丸，熟水吞下。

广南挑生杀人，以鱼肉延客，对之行厌胜法。鱼肉能反生于人腹中，而人以死。相传谓人死阴疫于其家。昔雷州推官司户①符昌言：乾道五年②亲勘一公事挑生，买肉置之盘中，俾囚作法，以验其术。有顷肉果生毛，何物淫鬼，乃能尔也。然解之亦甚易，但觉有物在胸膈，则急服升麻以吐之。觉在腹中，急服郁金以下之。雷州镂板印行者，盖得之于囚也。［眉批：按：《范石湖文集》云：李焘为雷州推官，鞫狱得治蛊方。毒在上，用升麻吐之。在腹，用郁金下之。或合二物服之，不吐则下。此方活人甚多也。］

挑生之害，于饮食中鱼肉果菜，皆可挑生而中人。其候初觉胸腹痛，次日渐搅刺，十日毒在腹中能动。凡

---

① 司户：汉末和魏代，有"户曹掾"之官，职掌户籍、赋税、仓库，为各郡主官之辅佐。北齐时改为"户曹参军"。其后，唐代于首都置"户曹参军事"、州置"九曹参军"或称"司户参军"、县置"司户"各官，职掌不变。宋代沿唐制，元代废。

② 乾道五年：公元1169年。

胸臆痛为在上膈，腹痛为在下膈。

在上膈方

胆礬半钱，投在一盏热茶内，候礬熔化，通口服，少顷以鸡翎搅喉中，即吐出毒物。

在下膈方

郁金末二钱，饭汤调下，即泻下恶物。

吐泻后补治方

人参　白术各半两

上，锉细，入无灰酒半升，以瓦瓶盛之，于慢火中煨半日许，候酒熟服。每服一小盏，五日乃止。

治胡蔓草毒方

胡蔓草〔眉批：《本草纲目》钩吻条载此文云：时珍又访之，南人云：钩吻即胡蔓草，今人谓之断肠草是也。〕叶如茶，其花黄而小，一叶入口，百窍溃血，人无复生也。广西愚民私怨，茹以自毙，家人觉之，即时取鸡卵抱未成雏者，研烂和麻油灌之，吐出毒物乃生，稍迟即死也。如人误服此草者，只以前法解之。

南方盛夏行路遇大热，饮水只可一二口，多则水气逼住，气不得伸，发紧痧立死，慎之。若毒微者，前诸

80

解毒方，须用之即醒。

苏合香丸

治气中，或卒暴气逆心痛鬼魅恶气。

沉香　麝香别研　诃黎勒煨，用皮　丁香　青木香
香附子炒，去毛　安息香别研，为末，用无灰酒一升煮为膏
荜茇　白术　白檀香　薰陆香别研　苏合油和入安息膏内
龙脑别研各一两　朱砂别研，水飞　乌犀角各五钱

上，为细末，入别研药极匀，用安息香膏并炼蜜和
丸，重八分，蜡为皮。治大人卒中风痫，小儿急慢惊
风，牙关紧闭。每服一丸，或半丸，去蜡用生姜自然汁
化开，擦牙关，再用姜汤，调药灌下。及治感冒风寒，
恶心吐泻，心气腹痛白痢，妇人产后中风、泄泻、呕
吐、腹痛，俱用姜汤化下。山岚瘴气，清晨温酒化下。

治杨梅疮方（一名木绵疔，一名天疱疮）

胡麻　蔓荆子　枸杞子　荆芥　牛蒡子　山栀子
防风　黄连　大黄各二钱　黄柏　苦参　山豆根　轻粉
白蒺藜各一钱

上，精制为末，水煮面为丸，如梧桐子大。每服重
二钱半，用茶五更吞服，午时又一服，自觉口内痛住
服。忌荤腥、油酱、炙炒、香焦之物、生果之类，宜食
淡粥，切戒房室，更养七情，如此七日见效。

治口损疼痛方

服前方后，口损疼痛者，用此方以解之。

黄柏　防风　荆芥　犀角　桔梗　牛蒡子　连翘
甘草各等分

上，八味，水一盏半，煎至八分，停冷，逐口噙
吐。

敷药方

银朱　轻粉各一钱　黄蜡　清油各一两

先将黄蜡同油煎化，后入朱、粉二味，和匀成膏，
入磁罐收贮，随疮大小，敷搽二三次，疮痂即脱。

又方

大枫子三钱　轻粉一钱

上，二味，为末，涂疮上即愈。

校刻《岭南卫生方》下卷 附录

安道按：诸证皆有发热，不可悉归于瘴也。故敢搜辑八证，标其类之尤者，以便于分析，使可便召名医之专门者调治。况北人初至百粤，及于遐荒绝域之地，其业医者，既鲜且缪，一时未谙，概以瘴论，反归咎于是书也。倘留心于是，则或少逭①横夭者之一二。求同志者，以发扬云尔。并附东垣《药性赋》于后，以便处方观览。

八证标类

痰证

痰者，津液所化。盖由风伤于肺，肺气不清而生痰；湿伤于脾，脾气凝浊而生痰。痰之为病，憎寒壮热，恶风自汗，胸膈满闷，气上冲咽而不得息，但头不

----

① 逭（huàn）：免除。

痛，项不强。若涎多者，亦隐隐头痛。其脉右手关部滑大，或弦滑；痰涎蓄积于中脘，或有寸浮者，亦有寸伏者，又有寸口沉滑者，有沉伏者，必痰垢腻于上膈也。

食积

盖由脾胃伏热，因食不化以致身热恶食。恶寒则亦头痛而不甚，但身不疼，心腹饱闷，或手按之则痛。可辨其脉，左手人迎平和，右手气口脉紧盛，若关脉滑而沉，此有宿食也。

虚烦

其人素弱，有所劳伤，因而损气，气衰则火旺。经曰：阴虚生内热。心中郁闷不安，发热困倦，病来潮作之时，气少懒语，怯弱声低，或气虚喘促，但不恶寒，不头痛，不身痛，濈濈然①汗出，腿酸无力，沉困倦怠，脉浮耎无力。

脚气

天之风寒暑湿之气，蒸于足。头痛恶寒，肢节疼痛，便秘呕逆，脚软屈弱，不能动履，但起于脚膝耳。

---

① 濈濈然：水流连绵不断的样子。此用来形容汗出畅利的状态。

尤忌补剂及淋洗开冷、草药摊盦①，若犯此禁则毒气入心，小腹顽痹不仁，或气喘呕吐。

疮毒

皆属心火。发热而洒淅恶寒，与伤寒相似，但饮食如常，其脉大而浮数。《方脉举要》②云：平人脉大，尤当审详。若有痛处，恐发疮疡。验其遍身，或有红肿，或如粟米，此乃疔肿之兆也。

瘀血

人有恶寒发热，状似伤寒，其脉芤涩，其证胁下与小腹疹痛，手不可近，大便黑，小便利者，此瘀血证谛也。盖胁与小腹乃属肝部，肝为血海，故有瘀血蓄积于此。须审其日前曾有跌坠挫闪拳踢之情。若服寒凉药，恐血得寒则凝。倘瘀血上冲，昏迷不省，良久复苏，此皆血证之候也。宜行气活血之药可也。

劳发

其人元气寡弱，素有痰火，结核于胯缝，或腋下，

---

① 盦：覆盖。
② 《方脉举要》：宋代刘开撰，3卷。刘开，字立之，号复真先生。精于脉学，本书即其临证之心得集。

85

或臂膊上，略有动作劳伤，则一时硬肿疼痛，煎寒作热，状似伤寒，其脉弦数无力。若腿缝有核肿者，俗呼为腿劳发；若腋下有核及臂膊有核肿者，有无核而伤寒热者，此皆谓劳发证也。盖因气血虚弱，劳役所致。斯劳发之名，乃世俗传袭之言耳，非正病名也。不可汗，不可下，但宜补血养气、滋阴降火、清痰和解之剂，其病自瘳矣。待候周时，轻者则不服药，自然微汗而解也。

痘疹

凡幼稚之儿，并年少之人，忽发热憎寒，头疼身痛，唇红脸赤，喷嚏喘咳，状类伤寒，不可遽施汗、下，先须论其曾出蜕疮否。如未出者，当验尻骨、耳尖并足皆冷，又观耳后有红脉赤缕为的①。此证又有疹子，俗呼为麻子。今此处悉借痘证法治疗，鲜有不缪者也。《麻疹骨髓赋》云：疹虽胎毒，多带时行气候，暄热非令，男女传染而成。其发也，与痘相类；其变也，比痘匪轻。愚夫、愚妇尝视如泛常，若死若生，总归于天命。不知毒起于脾，热流于心，始终之变，省则无证，脏腑之伤，肺则尤甚。闭门问途，不如路中寻径；扬汤止沸，不若灶里抽薪。初则发热，亦似伤寒，目出泪而

---

① 的：标准，准绳。

不止，鼻流涕而不干，咳嗽太急，烦躁难安。以火照之，隐隐皮肤之下；以手摸之，磊磊肌肉之间。其形如疥，其色若丹，随出随没，乍隐乍现。根窠若肿兮，疹而兼瘾；皮肤如赤兮，疹以夹班。似景而明兮，十有九效；如煤而黑兮，百无一生。疹毒尤重，治法不同。微汗常出，热势越而不留，清便自调，邪气行而无壅，腠理拂郁兮，即当发散；肠胃秘结兮，急与疏通。苟视大而若细，恐变吉而为凶。惟衄不必忧，邪从衄解，利不必止，毒随利松。所喜者身上清凉，可畏者咽喉肿痛，饮水不休，法在生津养血。饮食欲减，方须救胃和中。此疹痘之证，正与瘴气借伤寒书治之而多讹，故略表之于此。

以上八证非伤寒，亦非瘴气，各有专科门类，识者鉴之。

李杲《药性赋》

羌活

味苦甘平，性微温，无毒。升也，阴中之阳也。其用有五：散肌表八风之邪，利周身百节之痛，排巨阳肉腐之疽，除新旧风湿之证，乃手足太阳表里引经之药也。

升麻

味苦平，性微寒，无毒。升也，阴中之阳也。其用有四：引葱白散手阳明之风邪，引石膏止足阳明之齿痛，引诸药游行四经，升阳气于至阴之下，因名之曰升麻。

柴胡

味苦平，性微寒，无毒。升也，阴中之阳也。其用有四：主左右两旁胁下痛，日晡潮热往来，生①在脏调经内主血，在肌主气上行经。手足少阳表里四经之药也。

白芷

味辛，性温，无毒。升也，阳也。其用有四：能去头面、皮肤之风，除皮肤燥痒之痹，止足阳明头痛之邪，为手太阴引经之剂。

防风

味甘辛，性温，无毒。升也，阳也。其用有二：以气味能泻肺金，以体用通疗诸风。

---

① 生：疑衍。

88

当归

味甘辛，性温，无毒。可升可降，阳中微阴 [眉批：胡文焕校本无"中微阴"三字。] 也。其用有四：头止血而上行，身养血而守中，梢①破血而下流，全活血而不走。

独活

味苦甘平，性微温，无毒。升也，阴中之阳也。其用有三：诸风掉眩，颈项难伸；风寒湿痹，两足不用；及为足少阴之引经。

木香

味苦甘辛，性微温，无毒。降也，阴也。其用有二：调诸气不可无，泄肺气不可缺。

槟榔

味苦辛，性温，无毒。降也，阴也。其用有二：坠诸药性若铁石，治后重验如奔马。

吴茱萸

味苦辛，性热，有小毒。可升可降，阳也。其用有

---

① 梢：原作"稍"，音近而讹，径改。

四：咽嗌寒气噎塞而不通，胸中冷气闭塞而不利，脾胃停冷腹痛而不任，心气刺痛成陈而不止。

藿香

味甘辛，性温，无毒。可升可降，阳也。其用有二：开胃口能进饮食，止霍乱仍除呕逆。

川芎

味辛，性温，无毒。升也，阳也。其用有二：上行头角助清阳之气止痛，下行血海养新生之血调经。

黄连

味苦，性寒，无毒。沉也，阴也。其用有四：泻心火，消心下痞满之状①，主肠澼、除肠中混杂之红，治目疾暴发、宜用疗疮疡，首尾俱同。

黄芩

味苦平，性寒，无毒。可升可降，阴也。其用有四：中枯而飘者，泻肺火、消痰利气；细实而坚者，泻大肠火、养阴退阳；中枯而飘者，除寒湿留热于肌表；细实而坚者，滋化源、退热于膀胱。

---

① 状：原作"壮"，形近而讹，据《珍珠囊补遗药性赋》改。

大黄

味苦，性寒，无毒。其性沉而不浮，其用走而不守，夺土郁而通①壅滞，定祸乱而致太平，名之曰将军。

黄柏

味苦，性寒，无毒。沉也，阴也。其用有五：泻下焦隐伏之龙火；安上焦虚哕之蛔虫；脐下痛，单制而能除；肾不足，炒②用而能补；痿厥、除湿药中，不可缺。

玄明粉

味辛甘酸，性微温，无毒。沉也，阴也。其用有二：去胃中之实热，荡肠中之宿垢。其妙不可尽述，大抵用此而代盆硝也。

白术

味甘，性温，无毒。可升可降，阳也。其用有四：利水道有除湿之功，强脾胃有进食之效，佐黄芩有安胎之能，君枳实有消痞之妙。

---

① 通：原作"无"，据《珍珠囊补遗药性赋》改。
② 炒：原作"生"，据《珍珠囊补遗药性赋》改。

人参

味甘，性温，无毒。升也，阳也。其用有三：止渴生津液，和中益元气，肺寒则可服、肺热还伤肺。

黄芪

味甘，性温，无毒。升也，阳也。其用有四：温肉分而实腠理，益元气而补三焦，内托阴证之疮疡，外固表虚之盗汗。

甘草

味甘平，无毒，生则寒，炙则温。生则分身、梢①而泻火，炙则健脾胃而和中，解百毒而有效，协诸药而无争。以其甘能缓急，故有国老之称。

半夏

味辛平，生寒熟温，有毒。降也，阳也。其用有四：除湿化痰涎，大和脾胃气，痰厥及头疼非此莫能治。

---

① 梢：原作"稍"，音近而讹，故改。

陈皮

味辛苦，性温，无毒。可升可降，阳中之阴也。其用有二：留白补胃和中，去白消痰泄气。

青皮

味苦，性寒，无毒。沉也，阴也。其用有四：破滞气愈低而愈效，削坚积愈下而愈良，引诸药至厥阴之分，下饮食入太阴之仓。

枳壳

味苦酸，性微寒，无毒。沉也，阴也。其用有四：消心下痞塞之痰，泄腹中滞塞之气，推胃中隔宿之食，削腹内连年之积。

枳实

味苦酸，性微寒，无毒。沉也，阴也。其用有四：消胸中之虚痞，逐心下之停水，化日久之稠痰，削年深之坚积。

桔梗

味苦辛，性微温，有小毒。升也，阴中之阳也。其用有四：止咽痛，［眉批：胡本"咽痛"下，有"兼"字。］

除鼻塞，利膈气，仍治肺痈。一为诸药之舟楫，一为肺部之引经。

知母

味苦，性寒，无毒。沉也，阴中之阴也。其用有四：泻无根之肾火，疗有汗之骨蒸，止虚劳之阳胜，滋化源之阴生。

藁本

味苦辛，性微温，无毒。升也，阴中之阳也。其用有二：大寒气客于巨阳之经，苦头痛流于巅顶之上，非此味不除。

生地黄

味甘苦，性寒，无毒。沉也，阴也。其用有四：凉心火之血热，泻脾土之湿热，止鼻中之衄热，除五心之烦热。

熟地黄

味甘苦，性温，无毒。沉也，阴也。其用有四：活血气，封填骨髓，滋肾水补益真阴，伤寒后胫股最痛、新产后脐腹难禁。

五味子

味酸，性温，无毒。降也，阴也。其用有四：滋肾经不足之水，收肺气耗散之金，除烦热生津止渴，补虚劳益气强阴。

川乌头

味辛，性热，有毒。浮也，阳中之阳也。其用有二：散诸风之寒邪，破诸积之冷痛。

白芍药

味酸，平，性寒，有小毒。可升可降，阴也。其用有四：扶阳气大除腹痛，收阴气陡健脾经，堕其胎能逐其血，损其肝能缓其中。

白茯苓

味甘淡，性温，无毒。降也，阳中之阴也。其用有六：利窍而除湿，益气而和中，小便多而能止，大便结而能通，心惊悸而能保，津液少而能生。白者入壬癸①，赤者入丙丁②。

---

① 壬癸：指肾脏。
② 丙丁：指心脏。

泽泻

味甘咸，性寒，无毒。降也，阳中之阴也。其用有四：去胞垢而生新水，退阴汗而止虚烦，主小便淋涩仙药，疗水病湿肿灵丹。

薄荷

味辛，性凉，无毒。升也，阳也。其用有二：清利六阳之会首，祛除诸热之风邪。

麻黄

味苦甘，性温，无毒。升也，阴中之阳也。其用有二：其形中空，散寒邪而发表；其节中闭，止盗汗而固虚。

厚朴

味苦辛，性温，无毒。可升可降，阴中之阳也。其用有二：苦能下气，去实满而泄腹胀；温能益气，除湿满散结调中。

杏仁

味苦甘，性温，有毒。可升可降，阴中之阳也。其用有二：利胸中气逆而喘促，润大肠气秘而便难。

96

巴豆

味辛，性热，有大毒。浮也，阳中之阳也。其用有二：削坚积荡脏腑之沉寒，通闭塞利水谷之道路。斩关夺门之将，不可轻用。

附子

味辛，性热，有大毒。浮也，阳中之阳也。其性浮而不沉，其用走而不息，除六腑之沉寒，定①三阳之厥逆。

苍术

味甘，性温。主治与白术同。补中除湿，力不及白术；宽中发汗，功过于白术。

秦艽

味苦辛平，性微温，无毒。可升可降，阴中之阳也。其用有二：除四肢风湿若神②，疗遍体黄疸如金。

---

① 定：原作"补"，据《珍珠囊补遗药性赋》改。
② 神：原作"懈"，据《珍珠囊补遗药性赋》改。

白僵蚕

味咸辛平,性微温,无毒。升也,阴中之阳也。其用有二,去皮肤风动如虫行,主面部𪒰生如漆点。

白豆蔻

味辛,性温,无毒。升也,阳也。其用有四:破肺中滞气,退目中云气,散胸中冷气,补上焦元气。

地榆

味苦甘酸,性微寒,无毒。沉也,阴也。其用有二:主下部积热之血痢,止下焦不禁之月经。

连翘

味苦平,性微寒,无毒。升也,阴也。其用有二:泻诸经之客热,散诸肿之疮疡。

阿胶

味甘平,性微温,无毒。降也,阳也。其用有四:保肺益金之气,止嗽蠲咳之痰①,补虚安妊之胎,治痿强骨之力。

---

① 痰:原作"脓",据《珍珠囊补遗药性赋》改。

桃仁

味苦甘平，性寒，无毒。降也，阴也。其用有二：润大肠血秘之便难，破大肠久蓄之血结。

生姜

味辛，性温，无毒。升也，阳也。其用有四：制半夏有解毒之功，佐大枣有厚肠之益，温经散表邪之风，益气止翻胃之哕。

石膏

味辛甘，性大寒，无毒。沉也，阴也。其用有二：制火邪清肺气，仲景有白虎之名；除胃热夺甘食，易老云大寒之剂。

桂

味辛，性热，有毒。浮也，阳中之阳也。气之薄者桂枝也，气之厚者肉桂也；气薄则发泄，桂枝上行而发表；气厚则发热，肉桂下行而补肾。此天地亲上亲下之道也。

细辛

味辛，性温，无毒。升也，阳也。其用有二：止少阴合病之首痛，散三阳数变之风邪。

栀子

味苦，性大寒，无毒。沉也，阴也。其用有三：疗心中懊恢颠倒而不得眠；治脐下血滞小便〔眉批：胡本"小便"下，有"而"字。〕不得利；易老云：轻飘而象肺，色赤而象火，又能泻肺中之火。

葛根

味甘平，性寒，无毒。可升可降，阳中之阴也。其用有四：发伤寒之表邪，止胃虚之消渴，解中酒之苛毒，治往来之温疟。

瓜蒌根

味苦，性寒，无毒。沉也，阴也。其用有二：止渴退寒热，补虚通月经。

猪苓

味淡甘平，性温，无毒。降也，阳中之阴也。其用有二：除湿肿，体用兼备；利小水，气味俱长。

干姜

生则味辛，炮则味苦。可升可降，阳也。其用有二：生则逐寒邪而发表，炮则除胃冷而温①中。

草龙胆

味苦，性寒，无毒。沉也，阴也。其用有二：退肝经之邪热，除下焦之湿肿。

苏木

味甘咸平，性寒，无毒。可升可降，阴也。其用有二：破疮疡死血非此无功，除产后败血有此立验。

杜仲

味辛甘平，性温，无毒。降也，阳也。其用有二：强志壮筋骨，滋肾止腰疼。酥炙去其丝，功效如神应。

天门冬

味苦平，性大寒，无毒。升也，阴也。其用有二：保肺气不被热扰，定喘促陡得康宁。

麦门冬

味甘平，性寒，无毒。降也，阳中之阴也。其用有四：退肺中隐伏之火，生肺中不足之金，止烦渴阴得其

---

① 温：原作"守"，据《珍珠囊补遗药性赋》改。

养，补虚劳热不能侵。

秦皮

味苦，性寒，无毒。沉也，阴也。其用有四：风寒邪合湿成痹，青白 [眉批：胡本"青白"下，有"色"字。] 幻翳遮睛，女子崩中带下，小儿风热痫惊。

地骨皮

味苦平，性寒，无毒。升也，阴也。其用有二：疗在表无定之风邪，主传尸有汗之骨蒸。

桑白皮

味甘，性寒，无毒。可升可降，阳中之阴也。其用有二：益元气不足而补虚，泻肺气有余而止咳。

甘菊

味苦甘平，性微寒，无毒。可升可降，阴中之阳也。其用有二：散八风上注之头眩，止两目欲脱之泪出。

红花

味辛，性温，无毒。阳也。其用有四：逐腹中恶血，而补血虚之虚，除产后败血，而止血晕之晕。

102

赤石脂

味甘酸，性温，无毒。降也，阳中之阴也。其用有二：固肠胃有收敛之能，下胎衣无推荡之峻。

通草

味甘平，性微寒，无毒。降也，阳中之阴也。其用有二：阴窍涩而不利，水肿闭而不行，涩闭两俱立验，因有通草之名。

乌梅

味酸平，性温，无毒。可升可降，阴也。其用有二：收肺气，除烦止渴；主泄痢，调胃和中。

川椒

味辛，性大热，有毒。浮也，阳中之阳也。其用有二：用之于上退两目之翳膜，用之于下除六腑之沉寒。

萎蕤

味甘平，性温，无毒。降也，阳中之阴也。其用有四：风淫四末不用，泪出两目眦烂，男子湿注腰疼，女子面生黑䵟，皆能疗治。

木通

味甘平，性寒，无毒。降也，阳中之阴也。其用有二：泻小肠火积而不散，利小便热闭而不通；泻小肠火无他药可比，利小便闭与琥珀同功。

白头翁

味苦，性温，无毒。可升可降，阴中之阳也。其用有四：消①男子阴疝偏肿，治小儿头秃膻腥，鼻衄血无此不效，痢赤毒有此获功。

牡蛎

味咸平，性寒，无毒。可升可降，阴也。其用有四：男子梦寐遗精，女子赤白崩中，荣卫往来虚热，便滑大小肠同。

干漆

味辛平，性温，有毒。降也，阳中之阴也。其用有二：削年深坚结之沉积，破日久秘结之瘀血。

---

① 消：原作"傅"，据《珍珠囊补遗药性赋》改。

天南星

味苦辛，性温，有毒。可升可降，阴中之阳也。其用有二：坠中风不省之痰涎，主破伤如尸之身强。

商陆

味酸辛平，性寒，有毒。降也，阳中之阴也。其味酸辛，其形类人，其用疗水，其效如神。

葶苈

味苦，性寒，无毒。沉也，阴中之阴也。其用有四：除遍身浮肿，逐膀胱之留热，定肺气之喘促，疗积饮之痰厥。

海藻

味苦咸，性寒，无毒。沉也，阴中之阴也。其用有二：利水道通闭结之便，泄水气消遍身之肿。

竹叶

味苦辛平，性寒，无毒。可升可降，阳中之阴也。其用有二：除新旧风邪之烦热，止喘促气胜之上冲。

葱白

味辛，性温，无毒。升也，阳也。其用有二：散伤风阳明头痛之邪，止伤寒阳明下利之苦。

天麻

味辛平，［眉批：胡本"辛平"下，有"性温"二字。］无毒。降也，阳也。其用有四：疗大人风热头眩，治小儿风痫惊悸，却诸风麻痹不仁，主瘫痪语言不遂。

大枣

味甘平，性温，无毒。降也，阳也。其用有二：助脉强神，和脾健胃。

威灵仙

味苦，性温，无毒。可升可降，阴中之阳也。其用有四：推腹中新旧之滞，消胸中痰唾之痞，散苦痒皮肤之风，利冷痛腰膝之气。

恶实

味辛平，性微寒，无毒。降也，阳也。其用有四：主风湿瘾疹盈肌，退风热咽喉不利，散诸肿疮疡之毒，利凝滞腰膝之气。

草豆蔻

味辛,性温,无毒。浮也,阳也。其用有二:去脾胃积滞之寒邪,止心腹新旧之疼痛。

玄胡索

味甘辛,性温,无毒。可升可降,阴中之阳也。其用有二:活精血,疗产后之疾;调月水,主胎前之证。

荆芥

味辛苦,性温。其用有五:利血脉宣通五脏不足之气,能发汗兼除诸劳烦乱之渴,疮疡散肿有神,产后血晕无比。(此以下,晋府良医增附)

麻仁

味甘平,无毒。其用有四:补中益气之功,逐水利便之能,大肠燥有润燥除燥之良,积滞血有破血复血之妙。

香附子

味甘,性微寒,无毒。阴中之阳也。其用有四:除胸中热而充皮毛,解胸中怵而益气血。故近世妇人血气未有不用之者也。

缩砂

味辛，性温，无毒。其用有四：脾胃气结而不散，善能消食，虚劳冷泻而不安，还攻腹痛。

益智

味大辛，性温，无毒。其用有六：遗精虚漏，小便遗沥，脾胃虚寒，和中益气，主君相二火，走脾肾两经。此其治也。

乌药

味辛，性温，无毒。其用有四：中恶心腹刺痛，蛊毒宿食不消，暖丈夫之膀胱，益妇人之血气。

木瓜

味酸，性温，无毒。其用有四：治脚气湿痹，收邪气霍乱，《本草》云益肺而去湿，和胃而滋脾。此尽其用也。

五灵脂

味甘，性温，无毒。其用有四：疗心腹冷气而利于大人，治五疳癖疾而益乎小儿，肠风通利气脉，经闭能行血道。

108

瓜蒂

味苦，性寒，有毒。其用有四：治大小头面、四肢俱浮，吐凝痰胸膈、两胁俱到，去鼻中之息肉，疗周身之黄疸。

车前子

味甘咸，性寒。其用有四：主气癃而小便不利，治湿痹而眼目不清，不走气与茯苓同功，益精气与茯苓异用。

郁李仁

味苦辛。阴中之阳也。其用有四：仁破血而润枯燥，根破积而宣结气，小儿发热作汤浴，风蛀①牙疼煎含漱。

茯神

味甘，无毒。阳也。其用有四：风眩心虚而不安，惊痫神乱而不定，利虚人之小便，下虚人之满急。故称补虚之主。

---

① 蛀（zhòng）：虫咬，虫咬过的。

丁香

味辛，性温，无毒。阳也。其用有四：温脾胃而止霍乱，壮阳气而暖腰膝，降胸中之气，补肾经之虚。

大腹皮

味辛，性微温，无毒。其用有三：开痰壅而利膈，健脾胃而调中，食吃醋心须用盐洗。

川楝子

味苦平，性寒，有小毒。其用有四：主伤寒大热，治上下腹痛，疮疥有杀虫之能，便溺有清利之妙。

没药

味苦平，无毒。其用有六：主破血而治下血，疗金疮而与杖疮，疮疡痛敷之有神，筋骨痛服之无比。

乳香

味苦，阳也。其用有二：解诸经之郁结，定诸经之疼痛。主治如斯，活法在己。

诃黎勒

味苦而酸，性温。阴也，降也。其用有四：腹胀满不下饮食；膈壅滞积多痰涎；通结气利津液，有开导之功；止痢疾住滑泻，有收涩之效。

瓜蒌实

味甘，性润。降也。其用有六：甘能补肺，润能降气，痰胶固而能开，郁火燥而能制，治虚劳之痰嗽如神，疗肺痿之喘促无对。

贝母

味苦辛，性平，微寒。其用有八：主伤寒寒热不宁，治小便淋沥不利，喉痹用之能消，疝瘕施之有效，清痰不燥，止渴有功，保肺定喘嗽，宽中开郁结。故诗云：言采其虻，良在是夫。

山药

味甘平，性温。手太阴经药也。其用有八：味甘而能补中益气，性凉而能除热强阴，主头面之游风，治风虚之眩晕，充五脏而长肌肤，健四肢而填骨髓，润皮毛之燥，添气血之能。

前胡

味苦，性微寒。其用有四：开结宽胸胁，清痰止头痛，益精明目无疑，伤寒寒热必用。

三棱

味苦，性平。阴中之阳也。其用有四：溃老癖癥瘕，调少妇血脉，安心腹刺痛，消脏腑瘀血。

蓬莪术

味苦辛，性温，无毒。阳中之阴也。其用有六：消心脾之饮食，破痃癖之结气，治丈夫之奔豚，开妇人之结滞，返正气而定霍乱，回冷吐而止酸水。

款冬花

味甘辛，性温，无毒。阳也。其用有四：疗肺气喘促不宁，止涕唾稠黏不已，吐血心虚，惊悸劳嗽，渐成肺痿之证主之。

肉豆蔻

味辛，性温，无毒。其用有四：治积冷心腹胀痛，止霍乱，能消宿积，大人呕吐涎沫，小儿恶伤乳食。

马兜铃

味苦寒，无毒。阴中之阳也。其用有四：肺热能清，肺虚能补，散滞气刺痛，开凝痰胶固。

郁金

味辛苦，阴也。其用有四：治丈夫尿血热注，开女人宿血结聚，治胀痛虽破血而补，疗血淋能清利而愈。

瞿麦

味苦辛，性寒。阳中微阴也。其用有五：主关格诸癃闭而不通，治痈肿诸结热而不散，明目去翳，破胎损子，宜其为利水之圣药也。

滑石

味甘，性寒，无毒。降也。其用有六：滑能利前阴不利，沉能泄上焦元气，开女子乳难结核，主周身邪热泄澼，安吐泻乃盛暑良方，利水道为至燥之剂。

蒲黄

味甘，性平，无毒。主吐衄唾血崩血，消瘀积败漏疮疖，产后儿枕痛，施之如神，产前胎能堕，用不为劣。生用则破血，熟用则补血。

牡丹皮

味苦辛，性寒。阴中微阳也。其用有六：治肠胃之积血，止吐衄之逆血，清有汗之骨蒸，解坚聚之癥结，泻丈夫之阴火，凉绵绵之虚热。

竹沥

味甘，性缓，无毒。其用有四：消阴虚太热之痰，降产后太虚之痰，开风虚太固之痰，润消渴大燥之痰。功效大略如此，佐使当随药用。

人尿

味咸，性微寒，无毒。其用有四：新产能下恶露，虚劳能复气血，精不足则能补精，髓不足则能填髓。用则童子者良，试其色必清如水。

香薷

味辛，微温，无毒。其用有六：治伤暑有神，治水肿下水无比，治筋骨之损伤，疗暑毒之血痢。

朱砂

味甘，微寒，无毒。其用有四：明目能通血脉，镇惊能安魂魄，润心肺而养精神，定怔忡而止烦渴。

鳖甲

味咸，性平，无毒。其用有四：主心腹癥瘕兼积，治虚劳瘦怯骨蒸，除鼻中息肉如取，平阴蚀恶肉成功，用得九肋者良，制当酥炙为能。

牛膝

味苦酸，平，无毒。其用有五：主腰膝疼痛不能屈伸，治月水闭结不得通利，男子阴消神丹，老人失溺无比，堕胎宜慎，知其为破血之剂。

旋覆花

味咸甘，性温，有小毒。其用有四：破胸中结核痰涎，利大肠郁结血气，伤寒后心下痞满，软坚痞腹中宽利。

跋

　　无用之书可秘，有用之书不可秘。虽秘之，竟为具眼者所赏拔，公行于世，如《卫生方》之遇梯子是也。闻是书世仅有写本，误脱复杂，钩棘刺目，不可读，不知原本为何人帐秘而私之也。今梯子使之免秘书之伍而就有用之列，其校订之力，殆比述作，可谓是书之功臣矣。抑人情贵少不贵多，闻某家有一秘书，则恳祈而宝视之，及其书印行，则草芥视之，是校刻之功不如帐秘之私也。是书遇梯子，为幸耶？不幸耶？具眼者必能辨之。

庚子秋日冈田龟

募原偶记

忆文政癸未孟春，我南洋梯君奉阿波少将公之命，讲医经及本草于学馆。有生徒读《温疫论》者，至"募原"二字，众论不一，遂举诸家之说，以质之君。君引据《素问·痿论》张氏注解之，简亦在坐焉。退而录之，为一小册。丁亥季冬，君以病而罢，客居京师，不相见十四年矣。项日，余游京师访梯君，以其所校《岭南卫生方》见示。余受读卒业，窃谓此与吴氏《疫论》相为表里，但彼则主苦寒，此则主辛温，然非一病有二因，盖以岁运异其治方耳。而今世医家，或错认附子之证用大黄，而未有大黄之证而用附子者，岂非以吴氏之书刊布已久，而李氏之书未行于世耶？今令此二书双行，则庶几有救生民之夭横矣。因念吴氏一书，专根乎募原，而募原不明，则虽登其堂，不能入其室也。遂请梯君附《募原偶记》于其后，且录多纪氏《募原考》全文，杂以管见。《记》中揭诸家姓名，非敢訾先辈，私谓当仁不让师之意云尔。

天保庚子季夏山田简志

荻野氏《温疫余论》解伤寒感而即发，时疫感久而后发者，谓肌表属一身藩屏，而卫气护之，虽毫毛刺肤则痛，此屏护完固而不隐容也。其护内亦如此，而容藏不即发。何也？今有误吞骨核之类者，入腹不觉痛，经日之后，上吐下泄，不至为害。是知内有游地，可以容藏。以此观之，盖募原表里之界，必有游地，邪乘其隙伏匿，阴养屈起之势，故感而不觉也。久而后发，理或有之。

《阴阳应象论》云：重阴必阳，重阳必阴。故曰：冬伤于寒，春必病温。春伤于风，夏生飧泄。夏伤于暑，秋必痎疟。秋伤于湿，冬生咳嗽。按："故曰"以下，必阴必阳之解也。盖春夏为阳，秋冬为阴，当阳时为阳所伤，谓之重阳。春伤于风，夏伤于暑是也。当阴时为阴所伤，谓之重阴。秋伤于湿，冬伤于寒是也。温病咳嗽属阳，飧泄痎疟属阴。"重阴"、"重阳"二句，阴极生阳、阳极生阴之义。二"必"字对二"生"字，非必定不易之谓也。假令昨日天冷，人感其气，至今日发热病，是重阴必阳也。今日天热，人感其气，至明日发寒疾，是重阳必阴也。阴阳之理，其大无外，其小无内，岂可期时月耶？诸家遗此二句，而以"必"字起疑，是举标遗本，宜其不得解也。凡病有感时即发者，有逾时发者，有久而发者，有久而自解者，皆由邪之缓

118

急正气虚实也。邪之缓者，未能敌正气，蕴蓄久之，方成郁热。其初热微，患者不自觉，而医亦莫之察，因谓逾时而发耳。凡疫邪自内达外，热则在表，寒不在表，故有发热无恶寒，异乎伤寒之邪客表位，从外及内，必恶寒者。此宜汗与不宜汗之分界也。或至传变数证，则治法依仲景方。《五十八难》云：伤寒有五，有中风，有伤寒，有湿温，有热病，有温病。乃知温病原与伤寒一家。

按：肠胃者，人身之仓廪，传道之官，主容谷味而消化之。其化与不化，由乎物之硬软，人之强弱也。若骨核硬物，固不可食，安能容而消之乎？不能容故吐，不能消故泄，此肠胃之常也。肌肤毁伤，卫气随损，此肌肤之变也。荻野翁似据变论常，未免牵强，且上吐下泄，未可谓无害于肠胃。究竟募原表里之间，断无游地可伏邪。凡人为六气之渗所伤，犹物被水浸润，其所感浅深，系卫气之盈缺。八尺之躯，九脏百骸，无一长物，岂有设游地待邪气之理哉？

荻野氏序《温疫论》云：又可氏本《素问·疟论》"邪著募原"之语。按：《疟论》有间日发者，邪气内薄①于五脏，横连募原等语，通篇专论痎疟，无片语及温病，但有"募原"二字耳。余未闻温病有间日一发

① 薄：通"迫"。

119

者，则吴氏所本，必非疟论，其所据是《针经》。《针经》即《灵枢》，非《素问》也。张仲景《伤寒论》"序"曰《九卷》，皇甫谧《甲乙经》"序"曰《针经》九卷，林亿等云仲景、叔和只为之九卷，皇甫士安名为《针经》，《隋书·经籍志》谓之《九灵》，王冰名为《灵枢》，则可见其引证亦误矣。尝闻荻野翁在东武讲《温疫论》，以募、膜二音为学徒所嘲，余恨当时无人以《疟论》质之。

松尾淡台《温疫反案》及泰山雾隐《温疫论解》，并注《针经》为《内经》。

按：《黄帝内经》十八卷，昉见前《汉书·艺文志》。《甲乙经》"序"曰：按《七略》《艺文志》，《黄帝内经》十八卷，今有《针经》九卷，《素问》九卷，二九十八卷，即《内经》也。盖以《素问》《针经》二经为《内经》，始见于此。吴氏之论，专主《针经》。今二氏泛称《内经》，未中窾，岂检《针经》而不见"募原"二字欤？

近见某先生《温疫论笔记》，盖其门人所录。其说谓：《针经》无"募原"二字，出《素问·疟论》，吴氏误认《素问》以为《针经》。

余废书叹曰：有是哉！医之为人所贱也！不学面墙，口给御人，妄造私言，玄耀其徒，而不恤贼夫人之子也。至于凿空臆断，玩弄古籍，可谓僭妄甚矣！今世所谓专门名家者，率皆尔。则读《温疫论》，不晓募原为何物，而归咎于先贤之疏漏，亦不足多怪也。语曰：鬻①棺者欲岁之疫，非憎人欲杀之，利在于人死也。今以诡佞卖药，祈口腹者，亦犹此耶。

医学院畑氏《辨温疫论》曰：膜原谓心下膈膜、肠胃膜原，邪之伤表里间也。古有纵与横之说。

按：滑伯仁云：膈者，隔也。凡人心下有膈膜，与脊胁周回相著，所以遮隔浊气不使上薰于心肺也。盖谓胸腹限隔之脂膜，故名膈膜，固非指募原也。不知何以混肠胃膜原乎？抑至纵横之说，无稽尤甚。余故矻矻②枕籍《素》《难》有年矣，未闻对称心下膈膜与肠胃膜原，以分纵横，合为募原也。

畑氏又云：吴氏纵论，戾古规，背圣言，耳食之徒，溺其雄辨，不能由正道以入轩岐之域。其子元祯"序"云：家严③尚药奉御之暇，辨吴氏之非也，出于不获已之苦心。

余谓吴氏据《针经》立言，即轩岐之道也。畑氏何必苦心而费无用之辨，且令子侄序之，卖弄爵秩，抑亦何心哉？夫不读圣经而妄称古规，诋议前贤，犹瞽者辨

---

① 鬻（yù）：卖。

② 矻（kū）矻：勤劳不懈貌

③ 家严：对人称己父。后演而专以"严亲"指父亲，对人称己父为"家严"。

白黑，聋者听宫商，余服其胆。

《辨温疫论》嗣子柳启"序"云：《针经·疟论》有"横连募原"之语，未闻有"疫邪著募原"之说，可谓新法矣。

按：病名古今有异同，若"温疫"二字，在医书始见于葛洪《肘后方》。在古谓之温病，故《灵》《素》《难经》、仲景之书及《脉经》《甲乙经》等，无一"疫"字。（坊本《素问》"刺法"、"本病"二论，载"疫"字。此二篇，王冰、林亿皆云：亡已久矣。明·熊宗立著《素问句读》，取《素问遗篇》一书补之，即此二篇也。不知何人撰述，要是系后人伪作。）犹"痰"、"痢"、"咳"、"嗳"等字，《内经》不载也。畑氏未晓病名有古今之异，故不免饭鍫①为榘②也。《疟论》是《素问》中一篇，此"序"对举《针经》《疟论》，亦轻重失伦。

吴氏曰：疫者感天地之厉气，在岁运有多寡，在方隅有厚薄，在四时有盛衰。此气之来，无论老少强弱，触之者即病。

《针经·岁露论》云：黄帝曰：愿闻岁之所以皆同病者，何因而然？少师曰：此八正之候也。因岁之和，

---

① 鍫（qiāo）：同"锹"。
② 榘（jǔ）：同"矩"。

而少贼风者，少病而少死。岁多贼风邪气，寒温不和，则民多病而死。又云：立春风从西方来，万民又皆中于虚风。吴氏之言，盖本于此。厉气，即贼风邪气，今之所谓温疫也。《周礼》云：四时皆有疠疾。盖"厉"与"疠"通。刘熙《逸雅》①云：厉，疾气也。中人如磨砺伤物也。又云：疫，役也。有鬼行役也。

吴氏曰：邪自口鼻而入，则其所客，内不在脏腑，外不在经络，舍于夹脊之内，去表不远，附近于胃，乃表里之分界，是为半表半里，即《针经》所谓横连募原是也。又云：今邪在募原者，正当经胃交关之所。

《百病始生篇》云：虚邪之中人也，始于皮肤，留而不去，则传舍于络脉（本篇"留而"上，各具患状，以文长不载）。留而不去，传舍于经。留而不去，传舍于腧。留而不去，传舍于伏冲之脉。留而不去，传舍于肠胃。留而不去，传舍于肠胃之外，募原之间。又云：或著孙脉，或著络脉，或著经脉，或著腧脉，或著于伏冲之脉，或著于膂筋，或著于肠胃之募原，上连于缓筋。邪气淫泆，不可胜论。按：留而不去者，谓治之不及也。邪气中人身，从其浅深，为之汗下。舍于肠胃，邪气渐深，法当下之。然治已不及，至传于募原，则邪气尤深矣。盖吴氏之书，本《岁露论》。然至论其传变，

---

① 《逸雅》：即《释名》。

则撮大意于《始生篇》。且"经胃交关"一句，根据肠外募原之文。然而吴氏不曰邪之中人始于皮肤，而为自口鼻而入，则似与《针经》不合。《阴阳应象论》云：肺在窍为鼻，脾在窍为口。又云：天气通于肺，地气通于嗌。《圣济总录》[①]云：瘴气所起，其名有二：孟夏之时，瘴名芳草，而终于秋。孟冬之时，瘴名黄芒，而终于春。四时皆能伤人，而七八月间，山岚烟雾、蛇虺郁毒之气尤甚。当是时，瘴疾大作，不论老少，或因饥饱过伤，或因荣卫虚弱，或冲烟雾，或涉溪涧，但呼吸斯气，皆成瘴疾。王汝言[②]云：春秋时月，人感山岚瘴雾毒气，发寒热，胸膈饱闷，不思饮食，此毒气从口鼻入内也。治当解毒行气，不宜发汗也。其他以口鼻为说者数家，但未直言从口鼻而客募原耳。至吴氏，捏合彼此以立言。其言所客内不在脏腑，外不在经络者，以邪气

① 《圣济总录》：又名《政和圣剂总录》，200卷。政和年间（1111～1118），徽宗赵佶诏令征集当时民间及医家所献大量医方，又将内府所藏的秘方合在一起，由圣济殿御医整理汇编而成。全书包括内、外、妇、儿、五官、针灸、养生、杂治等，共66门，收载药方约2万首，既有理论，又有经验，内容极为丰富。

② 王汝言：即王纶，字汝言，号节斋，明代慈溪（今属浙江）人。于弘治间（1488～1505年）事任礼部郎中，后又于正德间迁右副都御史巡抚湖广，政绩颇著。平时因父病曾留心医药，常于公余兼为民疗疾，活人颇众。又复勤于著述，曾著《本草集要》8卷、《名医杂著》6卷等，另有《医论问答》《节斋医论》等。

舍于夹脊之内也。《举痛论》云：寒气客于夹脊之脉则深。盖吴氏由此示邪之深耳。凡人苟有疾病，必害于脏腑经络。岂有不由脏腑经络，而生疾病者哉？乃吴氏所以举三阳之显证也。今疫邪舍于肉理脏腑间之募原，表虽近未出表，则非表证，胃虽近未入胃，则非里证，不可汗，亦不可下，所以名半表半里也。

多纪氏《募原考》曰：募原，未详其义。检字书：募，广求也。无干人身之义。因考《素》《灵》诸篇，募者，幕之讹也。幕又从肉作膜。刘熙《释名》[①] 云：膜，幕也。幕络一体也。《痿论》：肝主身之筋膜。全元起注云：膜者，人皮下肉上筋膜也。李时珍[②]《脉学》[③]"释音"：募与膜同。盖募本取义于帷幕（《说文》：帷在上曰幕）耳。《太阴阳明论》：脾与胃以膜相连。新校正云：《太素》"膜"作"募"。又，《邪客篇》：地有林木，人有募筋。此"募"、"幕"易讹之证也。

---

① 《释名》：又名《逸雅》。东汉刘熙撰，8卷。体例仿《尔雅》，然远比《尔雅》收词广泛，全书分为释天、释州国、释山、释水、释丘、释道、释地、释形体、释姿容、释长幼、释亲属、释言语、释饮食、释采帛、释首饰、释衣服、释宫室、释床帐、释书契、释典艺、释用器、释乐器、释兵、释车、释船、释疾病、释丧制等27篇，收录大量普通名词和名物词汇。

② 李时珍：字东壁，号濒湖，明代蕲州（今湖北省蕲春县）瓦硝坝人。著有《本草纲目》《濒湖脉学》《奇经八脉考》等著作。

③ 《脉学》：即《濒湖脉学》。

按：《素》《灵》诸篇，无一"幕"字。岂容"幕"讹作"募"？其从肉作膜者，即是"募"字，非"幕"字也。故《岁露论》《疟论》及《百病始生篇》等，所谓"募原"者，《举痛论》已作"膜原"，便是确证。若时珍《脉学》，远出于《举痛论》之后，乃为白谈。乾隆巳己[①]所刊年希尧[②]《经验四种》中《温疫论》悉作"膜原"，此书翻刻盛行，世人谁不知"募"之为"膜"也。繁引数证，全属赘疣。《周礼》"幕人"注云：在旁曰帷，在上曰幕，皆以布为之，四合象宫室。由是观之，刘熙所谓"膜，幕也。幕络一体"者，即指肌表皮肉中间之脂膜，故以"帷幕"取喻也。但未可以"帷幕"喻"募原"，何则？邪之客肌表者，一汗可解，客"募原"则邪气已深，非一汗所能解也。故余断然曰：刘说指肌表皮肉间之脂膜，决不以各脏各腑间迂曲微细者，取义于"帷幕"也。况"帷幕"亦无关人身之义乎？至于《太阴阳明论》及《邪客篇》等，固无"募"、"幕"易讹之证，恐属附会。又按：隋·全元起著《素问训解》而不传，多纪氏引之，恐亦杜撰。

　　其己如此，而膜之在躯壳中最为用者，为膈幕。

---

　　① 乾隆巳己：公元 1749 年。
　　② 年希尧：字允恭，清代广宁（现辽宁北镇）人。曾先后在云南、河北、安徽等地做官。对数学和医学研究较多。

《人镜经》① 云：膈膜者，自心肺下，与脊胁腹周回相著，如幕不漏，以遮蔽浊气，不使熏清道是也。《甲乙经》：膈腧在第七椎。因推之，盖膈幕之系，附着脊之第七椎，即是幕原也。

　　按：《脏腑证治图说人镜经》八卷，姓氏未详，盖系明人所著。今引此者，意在"幕"字，欲以附会"募原"于"膈膜"耳。膈膜之用，元·滑伯仁已言之矣。非昉于《人镜经》，而"膈膜"固非"募原"也。马玄台②、张介宾③并曰：膈膜，前齐鸠尾，后齐十一椎。若令膈膜着第七椎，则距鸠尾及十一椎远矣。何以有遮蔽

---

　　① 《人镜经》：即《脏腑证治图说人镜经》，又名《人镜经附录》《人镜经附录全书》。8卷，附录2卷，续录2卷。据传为明代王宗泉等编，明万历三十四年（1606）刊行。附录为明钱雷（豫斋）撰，载有十二经气血歌；续录为清代张俊英撰，叙述脏腑气血、经络腧穴等医学基础理论。

　　② 马玄台：即马莳，字仲化，号玄（元）台子，明代山阴人，亦说会稽（今浙江绍兴）人。精医道，尤精《内经》之学，曾任太医院正文。著述颇丰，其中《难经正义》《脉诀正义》较有影响。另有《针灸正门》等，已佚。传世者中，尤以《黄帝内经素问注证发微》与《黄帝内经灵枢注证发微》（各九卷）二书为医家所重。

　　③ 张介宾：字会卿，号景岳、通一子。明代山阴（今浙江绍兴）人。万历四年（1576）从父游北京，拜师学医。又好天文、音韵学。后行医辽阳军中，万历四十八年返乡。著医书多种，合为《景岳全书》。

浊气之说哉？夫五脏之位置乎，人身也。肺、心、脾、肝、肾，为之序次，脾脏素位肝脏之上，肝脏素居于脾脏之下。然在腧穴，则脾腧在十一椎，而肝腧却在九椎，其不可拘泥如此。

《疟论》：邪气内薄①于五脏，横连募原也。其道远，其气深（《岁露篇》同）。王冰注：募原，谓膈募之原系。新校正云：全元起本"募"作"膜"，《太素》、巢元方②并同。今以"横连"二字观之，则为膈幕之原系，无疑矣。

此亦引《疟论》及王冰次注。其以"募原"为"膈募"之原系，盖似解"横"字为"纵横"之"横"，以"连"字为"连列"之"连"也。夫病势传变万状，非一言之所能尽，而察之之要，惟赖望、闻、问、切。贼邪伤人，病无形体，岂可与五积癥瘕之隐然成形，如杯盘梁架，如蛇鳖獭狐者比视哉？则不知何所见而言"横"言"连"，其义不可解。医籍汗牛，亦不载此等证候，可见失解之甚。此二字，当以《孟子》"洪水横流，流连荒亡"解之。邪之客募原，为人身之患，犹横流流

---

① 薄：通"迫"。

② 巢元方：隋代医学家，曾任太医博士。隋大业六年（610）主持编辑《诸病源侯论》，共 5 卷，其中详细叙述了内、外、妇、儿、五官各科疾病的病源、症状，兼述诊断、养生、导引诸法，是研究古代医学的重要资料。

连，为天下之忧也。

而幕原，又所指不一。《百病始生篇》云：肠胃之外，募原之间。又云：或著于肠胃之募原。《举痛论》云：寒气客于肠胃之间，膜原之下。又云：寒气客于小肠膜原之间。盖所谓"膜原"者，言膜之在各脏各腑之间，而遮隔者之原系也。

按：前文已言"幕原"附着于膈腧之分，此言"幕原"所指不一，盖亦误混"募原"、"膈膜"为一。故于经文无一明证，徒举《百病始生篇》《举痛论》等不符己意者数条，欲以所指不一一句，掩①其附会耳。凡病有七情、六淫之异，有阴阳表里之差，先哲论法定方，从其浅深以作药饵，据轻重以辨死生，各有标准度之也。吴氏以"募原"立标准，若"募原"所指不一，则邪之所在不明，而病不可名状，或至误治骄病为难治之证，谓之坏病。吴氏之设论，岂欲以坏病耶？不然，则"募原"岂容无所定指哉？

各脏各腑之间，皆有薄膜，而外连于皮肉孔穴，直其次者，谓之幕穴。肝幕期门，胆幕日月之类。岂脏腑位于身中，而其气，背部则从脊骨间而输出，故谓之腧穴；腹部则脏腑之幕，直著于皮肉，故谓之幕穴乎？《六十七难》亦误作"募"，滑寿遂注云：募，犹募结之

---

① 掩（yǎn）：遮没，遮蔽，掩盖。

募，言经气之聚于此也。亦何不考也。

按：多纪氏言脏腑间薄膜，外连于皮肉孔穴者，盖似以经络混募原。夫人身之孔穴，三百六十有五，悉系于十二经络及任、督二经之所流注，故无一穴不由经络者。岂须举募原哉？自古至今，未有就孔穴论募原者。至若直其次者，谓之幕穴，"肝募"作"肝幕"，"胆募"作"胆幕"，取义于"帷幕"，殆乎妄诞矣。《甲乙经》三焦募即任脉石门穴，然而三焦有名无形，《难经》曰：心主与三焦为表里，俱有名无形。盖三焦谓肾间原气之别使，以营周身者，故秦越人呼肾曰三焦之原，详见《八难》及《六十六难》。然则帷幕、三焦者，即周身之皮肤耳。乃知三焦不位石门之分，募穴亦不可以帷幕喻也。《内经》诸篇所载十二经募穴，岂尽幕穴之讹乎？又以为从脊骨间而输出，故谓之腧穴者，恐非。盖五脏六腑之腧穴，各在背部，或曰心腧，或曰肺腧，皆谓某穴主治某病。滑伯仁云：在背为阳，则谓之腧。腧，《史记·扁鹊传》作"输"，犹"委输"之"输"，言经气由此而输于彼也。而诸腧悉系背部足太阳一经，即是经气之所输也。岂有从脊骨间而输出乎？滑伯仁又云：在腹为阴，则谓之募。犹"募结"之"募"，言经气聚于此。此足以解募穴之义。窃谓"募穴"之"募"，莫故切，音暮。"募原"之"募"，末各切，音勤。犹"胞"字，包、抛二音，子宫、膀胱，所指各异。又，

《正字通》①"膜"字注云：模韵，音模。盖与"募"古通。多纪氏暮、勣混同为一音，故致讹如此。而归罪于先哲之不考，岂不冤乎？

此他后世诸家释募原者，多牵强迂谬之说。兹举其一二如下：

所谓诸家释募原者，马玄台、张介宾、张志聪②《百病始生篇》及《举痛论》注，张志聪、高世栻③《疟论注》，吴又可《温疫论》，高鼓峰④《四明心法》⑤，

---

① 《正字通》：明代张自烈编，旧本或题"廖文英撰"。约于清康熙九年（1670）后刊行，今以康熙年间秀水王氏芥子园重刻本较为通行。12 卷。本书共收 33000 余字，按部首分部排列。

② 张志聪：原作"张思聪"，据文义改。下同。

③ 高世栻：字士宗，清代浙江钱塘（今浙江杭州）人。幼时从倪冲之门下学医，后又从张志聪为师。主要著作有《医学真传》《素问直解》《灵枢直解》《金匮集注》《本草崇原》等。

④ 高鼓峰：即高斗魁，字旦中，号鼓峰，清代浙江鄞县（今浙江宁波）人。少时治诗古文辞，工书法，生平兼好医药方书。素服膺同里赵养葵医说，以温补为主。行医于吴越间，求医者遍及南国。遗著有：《医家心法》《四明医案》1 卷（一名《吹毛编》，为自记其医案）等。

⑤ 《四明心法》：清代高鼓峰撰于 1725 年。作者据临证经验，阐述诊法、二十五法方论及内、妇、儿科等常见疾病诊断和辨证论治等共 20 余篇。

王子接①《古方选注》，蒋示吉②《医意商》，刘奎《温疫论类编》是也。然众说迂怪，难以信据，已见《募原考》，此不复赘。

案：考以上诸说，"募原"二字，曰：为皮里膜外；曰：为膈胸之原；曰：为募穴、原穴；曰：为腠理；曰：为膏膜；曰：为冲脉；曰：为胸中支膜之原野，其不一定如此。然因《疟论》所言而揆之，其地即在形层之内，脏腑之外，侠脊之界，吴又可谓之半表半里者似是。但其言未清晰，是可惜耳。其余数说，未免歧误，学者勿见眩惑焉。

按：多纪氏亦未免歧误，徒加繁冗，令后学亡羊。程子注《大学》"亲民"云："亲"当作"新"。不敢改本文，此从来传注之法也。今改"肝募"作"肝幕"、"胆募"作"胆幕"，殆乎武断害经。其将求胜于经耶？

---

① 王子接：字晋三，清代长洲（今江苏苏州）人。原习儒，所改习医。早年曾著《脉色本草伤寒杂病》一书，因后来经验积累较多而对前所著书深感不足，遂于焚毁，重新研究。后又著成《绛雪园古方选注》《古方选注》等。其本草方面之著作《得宜本草》（全名《绛雪园得宜本草》），载药354种，于本草学史上也有一定地位。门徒甚多，叶桂是其中之佼佼者。

② 蒋示吉：字仲芳，别号自了汉。世居江苏太仓，迁居苏州。明亡后，隐居潜心研究。所著医书，则运经验于理法之中，尽变化于经方之外，颇为切要。临床医案，有胆有识。著作有《山居述》《医宗说约》《通医外治》等。

抑未达耶？

"募原"二字，聚讼纷然，竟无明解。按：张介宾注《痿论》云：凡肉理脏腑之间，其成片联络薄筋，皆谓之膜。所以屏障血气者也。凡筋膜所在之处，脉络必分，血气必聚，故又谓之膜原，亦谓之脂膜。此说明了，足以破纷纷之惑矣。今解剖禽兽，亦肉间脏理，薄膜联络，此即募原也。诸家无悟此义。《募原考》引张说，亦不及此，枉费思索，适足以惑后学耳。或问："原"字作何解？曰：张注所谓"所在之处"，是"原"字之解也。《素问》：肉之大会为谷，肉之小会为豀。又云：大谷小豀，此皆卫气之所留止，邪之所客也。按：卫气所留止，即脂膜所在之处，所谓原也，犹警跸所至称行在所也。此与《难经》肾间动气为生气之原一般①，但越人以肾气为言，此则以卫气言之。曰溪，曰谷，曰原，亦同一义也。张注盖本此。《针经·岁露论》云：邪气内搏于五脏，横连募原，此亦谓痎疟。然篇中论疟者，惟此一章，其他则论贼风邪气，后世所谓温疫也。迥异乎《疟论》之通篇论痎疟者。乃知吴氏立论，全据《针经》，非据《素问》也。

---

① 一般：意义、用法及所起的作用与"似的"基本相同。用在词或词组的后边，表示比喻或说明情况相似。

出版说明

　　中医古籍文献是中医药学继承、发展、创新的源泉，然而，中医古籍文献的整理研究工作，特别是对珍本古医籍全面系统的挖掘、整理研究工作一直较为薄弱。所以，《中医药事业发展"十一五"规划》明确提出："系统开展文献整理研究，重点对 500 种中医药古籍文献进行整理与研究。"基于此，我社策划了"100 种珍本古医籍校注集成"项目，重点筛选出学术价值、文献价值、版本价值较高的 100 种亟待抢救的濒危版本，珍稀版本以及中医古籍中未经整理排印的有价值的，或者有过流传但未经整理或现在已难买到的版本，进行点、校、注的工作，进而集成出版。

　　珍本古医籍整理出版是中医药继承创新的基础，是行业发展的必需。对中医古籍文献的整理出版工作既可以保存珍贵的中医典籍，又可以使前人丰富的知识财富得以充分的研究与利用，广泛流传，服务于现代临床、科研及教学工作。为了给读者呈献最优秀的中医古籍整理作品，我社组织权威的中医文献专家组成专家委员会，选编拟定出版书目；遴选文献整理者对所选古籍进行精心校勘注释；成立编辑委员会对书稿认真编辑加工、校对。希望我们辛勤的工作能够给您带来满意的古籍整理作品。

"100种珍本古医籍校注集成"项目得到了国家中医药管理局、中国中医科学院有关领导和全国各地的古籍文献整理者的大力支持，并被列入"十二五"国家重点图书出版规划项目。该项目历时两年，所整理古医籍即将陆续与读者见面。在这套集成付梓之际，我社全体工作人员对给予项目关心、支持和帮助的所有领导、专家、学者表示最真诚的谢意。

中医古籍出版社

2012 年 3 月